痛风

吃好

一天三顿饭

李 宁｜编著

U0242233

中国轻工业出版社

图书在版编目（CIP）数据

痛风吃好一天三顿饭 / 李宁编著 . —北京：中国
轻工业出版社，2023.1
ISBN 978-7-5184-4148-8

Ⅰ.①痛…　Ⅱ.①李…　Ⅲ.①痛风—食物疗法　Ⅳ.
①R247.1

中国版本图书馆 CIP 数据核字（2022）第 182640 号

责任编辑：关　冲　付　佳
策划编辑：付　佳　　　　　责任终审：劳国强　　　封面设计：伍毓泉
版式设计：悦然生活　　　　责任校对：朱燕春　　　责任监印：张京华

出版发行：中国轻工业出版社（北京东长安街 6 号，邮编：100740）
印　　　刷：北京博海升彩色印刷有限公司
经　　　销：各地新华书店
版　　　次：2023 年 1 月第 1 版第 1 次印刷
开　　　本：710×1000　1/16　印张：12
字　　　数：200 千字
书　　　号：ISBN 978-7-5184-4148-8　定价：49.80 元
邮购电话：010-65241695
发行电话：010-85119835　传真：85113293
网　　　址：http://www.chlip.com.cn
Email：club@chlip.com.cn
如发现图书残缺请与我社邮购联系调换
220245S2X101ZBW

前　言

　　痛风这个疾病就像它的名字一样，"来去如风，疼痛要命"，发作时让患者苦不堪言。在门诊和痛风患者的交谈当中我常常发现，有很大一部分人对疾病的理解存在偏差。比如认识不到痛风其实是一种代谢性疾病，以为只是单纯的关节炎发作。等到疼痛缓解，就"好了伤疤忘了痛"，继续随意吃喝。

　　如果患者只顾着发作时消炎止痛，平时不积极控制尿酸水平，痛风发作会越来越频繁，严重时还会影响到肾功能。

　　既然是这样，痛风患者到底怎么吃最好呢？

　　根据研究，痛风患者普遍存在饮食结构不合理，能量摄入过高，尤其是高蛋白、高脂肪食物摄入过多问题。有些人即使病情尚未发展到痛风状态，但已经出现血尿酸值偏高的情况，此时如果及时改变不合理的饮食结构控好体重，则非常有助于预防痛风的发生。我们可以参照膳食指南推荐的食物种类和量来进食，既能够最大程度地保证各类营养素摄入齐全，也有助于降低包括痛风在内的各类慢性疾病发生的风险。

　　三餐怎样搭配，尿酸不飙升？

　　吃多少营养足，热量不超标？

　　偶尔吃法"越界"，有没有什么弥补方法，挽救身体不被尿酸伤害呢？

　　…………

　　为此，我将自己积累了20多年的临床营养经验，集结成《痛风吃好一天三顿饭》一书，本书以痛风患者的一日三餐为主线，解析每餐如何搭配食材，让热量不高、嘌呤不超、营养全面，吃得更营养、更美味、更幸福。还有食谱推荐，让痛风患者在三餐搭配上有据可依，不费力、更省心，把痛风发作时、缓解期、不同合并症时的饮食调养方案细致讲解，以快速摆脱痛风困扰。

　　愿本书能让患者不用在医院排长队，尿酸不堆积，远离痛风困扰，拥有无痛的幸福生活。

粉碎控尿酸饮食谣言，做个餐桌明白人

豆类嘌呤含量高，痛风患者不能吃豆制品，否则尿酸容易高。

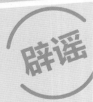

豆类制品可以适当吃

　　虽然干豆类嘌呤含量高，但大豆制品经过加工，制作成南豆腐、豆腐脑、豆浆等时嘌呤含量已经大幅度下降（嘌呤是一种容易溶于水的物质，豆制品在加工过程中去掉了多余的水分，所以相当一部分的嘌呤也就随水分排掉了）。

　　只要控制好一天食物中的嘌呤总量，适量食用豆浆和豆制品来替代肉类，是有益健康的。喜欢喝豆浆的痛风患者，在痛风缓解期，喝一杯豆浆是没有问题的，只是要注意，在喝豆浆的同时，要相应减少肉类的摄入量。

患有高尿酸血症和痛风的人是不能吃粗粮的，因为粗粮所含嘌呤高于细粮。所以，建议痛风患者的主食多选择细粮。

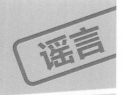

粗细粮搭配着吃，更健康

谷类作为一种植物性食物，其中的嘌呤导致血尿酸增高的可能性很小，尤其是全谷类或粗杂粮中的膳食纤维、维生素和矿物质，对痛风患者的健康有益，而且也有助于减少其能量摄入。

蔬菜的嘌呤含量很低，痛风患者在食用时不需要顾虑太多，可以放心食用。

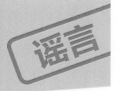

高嘌呤蔬菜在急性发作期要严格限制

有些蔬菜并不属于低嘌呤食物。芦笋、平菇（鲜）、香菇（干）、紫菜（干）等嘌呤含量就比较高。因而，痛风患者将蔬菜等同于低嘌呤食物，坚持"宜素不宜荤"的说法是片面的。

痛风患者急性发作期除限制嘌呤含量高的动物性食物外，也要尽量避免食用芦笋、平菇（鲜）、香菇（干）、紫菜（干）等含嘌呤较高的蔬菜，缓解期减少进食次数和进食量即可。

动物性食物都是高嘌呤食物，因而在痛风患者的食谱中对鱼、肉、蛋、奶等动物性食物要敬而远之。

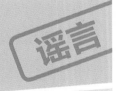

动物性食物不等同于高嘌呤食物

　　动物性食物，尤其是鱼、肉、蛋、奶富含蛋白质、脂肪、维生素、矿物质等多种营养素。也有不少食物含有大量嘌呤，如动物内脏、肉汤、各种肉类以及大多数鱼类等，但是牛奶、蛋类却是低嘌呤食物，因其是富含必需氨基酸的优质蛋白，痛风患者完全可以吃。

　　此外，由于嘌呤易溶于汤中，各种肉汤嘌呤含量极高，病情较轻的痛风患者不建议喝肉汤，但可以将瘦肉经煮沸后弃汤限量食用。

海鲜与肉类一样，因大部分嘌呤的含量较高，很多痛风患者不敢"越雷池一步"。

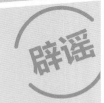

并不是所有海产品都不能吃

　　事实上，不是所有的海产品都是痛风患者的大忌，痛风患者也可以有选择地进食。常见的如海蜇、海参等，它们所含的嘌呤甚至比大米的含量还低，因此，痛风患者是可以选择性地食用的，关键是做好日常饮食管理。

既然痛风是由于摄入高嘌呤食物所诱发的，那么，少吃东西，通过饥饿疗法就能降低血中尿酸水平。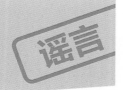

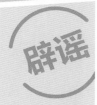

饿肚子不能缓解痛风病症

人在饥饿状态下，有机酸的产生增多，造成体内尿酸增多。所以饥饿不仅不能降低尿酸，反而容易导致高尿酸血症，引发痛风。

痛风患者选择素食能够很好地控制尿酸，避免痛风发作。

只吃素食不能控制痛风发作

很多素食当中所含有的嘌呤物质甚至比肉类食物还要多，比如说黄豆、紫菜（干）、香菇（干）等，痛风患者在生活中长期食用这些高嘌呤食物，可能会导致痛风疾病发作，只要偶尔食用，避免连续几餐重复食用即可。

此外，素食并非没有弊端，营养不均衡就是其中很重要的一方面，如缺乏人体必需氨基酸、B 族维生素等，从而导致相关疾病的发生。因此每天可适量进食一定量的荤食，如蛋类、奶类等，以保证营养供应。另外，还应适当添加辅助食品，如木耳、芝麻酱、核桃等，保证充足的钙、铁等元素的摄取。

目录

第一章 控尿酸，一日三餐怎么吃

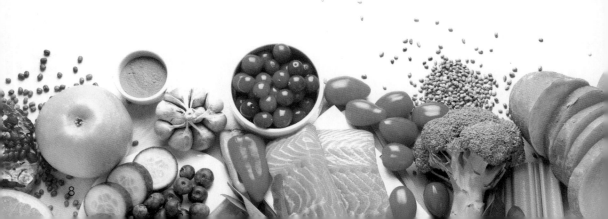

第二章 热量、嘌呤含量齐标注的三餐方案 稳控尿酸不飙升

第三章 放心食材巧搭配 吃好三餐，远离痛风

第四章

不同分期和合并症，三餐安排有讲究

第一章

控尿酸，
一日三餐怎么吃

告别营养失衡，
逆转病情的三餐吃法

早餐要"好"，营养全、易吸收又降尿酸

痛风与代谢关系密切，早餐吃不对或不吃（如：没有补充蛋白质或者夜间身体流失的水分），会降低人体新陈代谢，还有可能导致尿酸结晶的增加。

衡量一份"好"早餐，标准是什么

- 建议安排在 **6:30~8:30** 之间吃早餐
- 早餐的种类应该多样化，包括谷薯类、适量优质蛋白质、蔬菜等
- 早餐蛋白质、脂肪和碳水化合物的供能比例接近 **3:2:5**
- 早餐不宜吃得过少，主食量为 **100** 克左右，占全天总热量的 **30%** 左右

降尿酸早餐好搭档

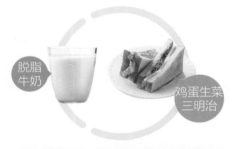

脱脂牛奶　鸡蛋生菜三明治

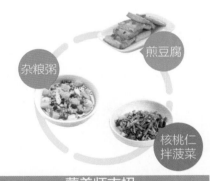

杂粮粥　煎豆腐　核桃仁拌菠菜

营养师支招

早晨摄入牛奶、鸡蛋和面包对尿酸的影响很小。牛奶和鸡蛋当中含有丰富的蛋白质，但所含的嘌呤并不高；面包可以补充足量碳水化合物，蔬菜可以帮助代谢，避免尿酸升高。

营养师支招

早餐不妨适当食用一些粗粮、红薯等。因为红薯含有丰富的膳食纤维、钾、果胶和维生素C，能降低血脂，同时能增加饱腹感，且可防止尿酸升高。另外粗粮中膳食纤维多，能改善痛风患者的代谢功能。

午餐要"饱"，热量足、抗饿又促代谢

午餐既要补充上午的热量消耗，又要为下午的活动作热量储备。热量应占每天所需热量的 35% ~ 40%。若是轻体力劳动的工作群体，在选择午餐时，可选一些清淡的茎类蔬菜、少许豆腐和部分海产植物作为午餐的搭配。痛风缓解期的患者，可以在午餐时食用适量肉类或海产品类，因为下午可以通过饮水和适量活动等方式促进尿酸的排泄。

如何安排好午餐

- 建议安排在 **11:30~13:30** 之间，用时一般在 **30** 分钟内为宜
- 营养午餐得讲究"**123**"的比例，即食物分量的分配：**1/6** 是主食（可选粗粮杂豆饭），**2/6** 是肉、鱼、蛋类，**3/6** 是蔬菜
- 午餐吃 **3** 种以上蔬菜，可选冬瓜、黄瓜、番茄、莴笋等富含水分、热量很低、有利尿作用的蔬菜
- 尽量多白肉少红肉，有利控制体重和血脂。午餐吃的肉可选择鸡腿等精瘦肉，总量不超过一个鸡蛋大小。鱼虾含优质蛋白质，但是嘌呤含量高，可以控制食用次数和每次食用的量

降尿酸午餐好搭档

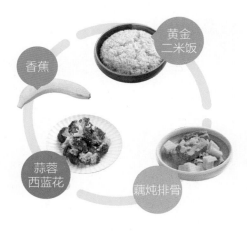

黄金二米饭
香蕉
蒜蓉西蓝花
藕炖排骨

营养师支招

猪瘦肉可为痛风患者提供优质蛋白质和必需脂肪酸；小米富含 B 族维生素，搭配大米能够帮助营养吸收，促进代谢；西蓝花富含维生素 C，能促进沉积于组织内的尿酸盐溶解，防止尿酸结石形成。香蕉含有丰富膳食纤维和钾，可以起到润肠通便的作用，同时还有助于降低血脂。（水果可以在上午工作间隙吃，有助于消除疲劳）。

晚餐要"少"，好消化、无负担、尿酸不堆积

晚餐是距离睡觉时间最近的一餐，如摄入食物过多，血尿酸的浓度就会增高，从而增加肾脏代谢负担。另外，过多脂肪储存在体内，会使体重逐渐增加导致肥胖。所以，晚餐一定要清淡、少吃，以八成饱为宜，最好选择既能增加饱腹感，又可以促进肠胃蠕动的食物，如小米、红薯等，有利于消化吸收。

晚餐怎样巧减热量，夜里才不饥肠辘辘

- 建议安排在 **18:00~19:00** 之间，用时在 **15** 分钟左右为好
- 主食以粗杂粮或全麦为主，可以用杂粮粥代替干米饭。不吃含油、盐的主食，比如葱油饼、炒饭等
- 蔬菜和肉要用少油少盐的方式烹调，蒸、煮、炖为主，不要油炸
- 肉类选择瘦肉、鱼虾、去皮禽肉等低脂类的
- 水果放在餐前吃，而不是餐后吃
- 晚餐与第二天早餐间隔时间很长，提供的热量应占全天总热量的 **30%**

注：晚餐要查缺补漏，让一天的营养完美闭幕。如前两顿没吃粗粮，晚上就蒸个红薯或煮点杂粮粥；没吃够500克蔬菜，晚餐就来上一大盘拌时蔬；没吃豆制品，晚上就吃盘豆腐或喝点豆浆。

促代谢，晚餐好搭档

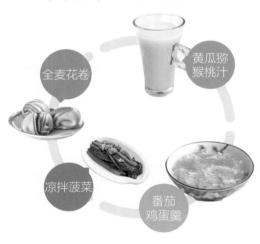

全麦花卷　黄瓜猕猴桃汁　凉拌菠菜　番茄鸡蛋羹

营养师支招

全麦食物富含膳食纤维，既能增加饱腹感，又能促进肠胃蠕动；菠菜富含膳食纤维、胡萝卜素、叶绿素等成分，具有促进肠道蠕动的作用；番茄搭配鸡蛋，可以促进番茄红素的吸收，在减少体内氧自由基对胰岛细胞及受体的损害的同时，还能提高胰岛素质量和受体敏感度，使血糖下降，让饱腹感更持久；猕猴桃含较多的钾，搭配黄瓜，有利尿，促进尿酸排泄的作用。

一日三餐热量不高，
尿酸代谢无阻力

控热量——每日每千克体重 25~30 千卡

根据国家风湿病数据中心数据显示，我国痛风病人中，大约有50%患者超重或肥胖，应适当减轻体重，总热量摄入应较正常体重者低10%~15%。根据体力活动情况一般以每日每千克体重25～30千卡计算为宜。因乳酸、β-羟丁酸和乙酰乙酸等有机酸增加能竞争抑制肾小管尿酸的分泌，使血尿酸水平增高，所以有血尿酸高或痛风者在减脂时不要让体重下降太快，避免产生过多的酮体。

体重超标吗？ 一天的饮食是否热量超标

如何评估人体的胖瘦程度，目前国际上公认的指标为BMI（体重指数）。其具体算法为：体重（千克）/身高的平方（米^2）。例如身高1.75米、体重70千克的人的BMI为：70/（1.75×1.75）=22.9千克/米^2。

分类	BMI（千克/米^2）
体重过低	< 18.5
体重正常	$18.5 \leq BMI < 24$
超重	$24 \leq BMI < 28$
肥胖	≥ 28

那么，摄入热量是大于、等于、还是小于身体的热量输出呢？如何计算自己每天基础代谢能量消耗值呢？我们可以根据《营养与食品卫生学》中公式计算自己的基础代谢率。

男性 BMR =66.47+13.75×体重（千克）+5.00×身高（厘米）-6.76×年龄（岁）

女性 BMR =655.10+9.56×体重（千克）+1.85×身高（厘米）-4.68×年龄（岁）

注：上述公式是用Harris-Benedict多元回归方程式来计算的，参考人民卫生出版社《营养与食品卫生学》一书。

可以从公式中发现，体重基础越大，身高越高的人，基础代谢率就会越旺盛；而年纪越大的人，基础代谢率反而有所下降。

如果是男性，体重70千克，175厘米，30岁，且处于静息状态（全身休息禁食4小时），那么基础代谢率就是1649千卡。

而一个人的身体总代谢数值计算，不能总是静息状态，需考虑体力活动强度，所以体力活动能量消耗等于自身的基础代谢率×活动系数。

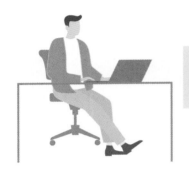

平时属于久坐办公、轻度活动的人群

每天身体的
热量消耗
∨
基础代谢（轻体力）
×1.2

每天身体的
热量消耗
∨
基础代谢（中等体力）
×1.5

平时从事销售、站立工作之类的中度活动人群，或者一周运动2~3次

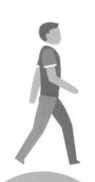

平时以体力劳动为主，或者一周运动4~6次，属于高强度活动的人群

每天身体的
热量消耗
∨
基础代谢（重体力）
×1.8

若属于中度活动强度的男性，那么身体总代谢数值则为1649千卡×1.5=2474千卡。那么减脂期间，每天的热量摄入热量缺口可为300～500千卡，最好保持在1800～2000千卡之间，同时均衡饮食，多吃天然食物，少吃加工过度、煎炸、高糖分的食物，三餐规律，坚持下来，身材就能慢慢瘦下来。

怎样将热量分配到三餐中

将计算出来的每日减脂热量，按照三餐习惯去分配：一般早餐的热量约占整天热量的30%，午餐占40%，晚餐不超过全日膳食总热量的30%。

那可以计算出，此男性在减脂期间：

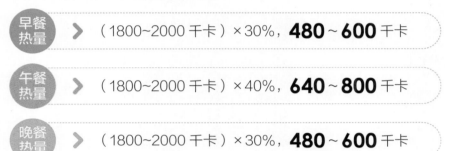

早餐
热量 > （1800~2000 千卡）×30%，**480~600** 千卡

午餐
热量 > （1800~2000 千卡）×40%，**640~800** 千卡

晚餐
热量 > （1800~2000 千卡）×30%，**480~600** 千卡

或是按照自己的习惯去平均分配。只要三餐按照目标热量去吃，就不会对身体造成负担。

每餐不超标的手掌估量法

其实，"吃多少"的决定权就掌握在自己"手"里。

中国营养学会建议普通成人每天肉类摄入量为70~150克。有高尿酸血症和痛风者可在此基础上适当减少，尤其是红肉和海产品，每天摄入成人手掌心大小即可，为50~75克。

坚果和植物种子是优质零食，既可增强饱腹感，又富含有益心脏健康的不饱和脂肪。但是坚果或植物种子含热量较高，每天摄入量应控制在30克以内，大约为一个手掌心大小。最好的方法就是抓出一把，把这一把吃完，一天的量就足够了。

每天谷类的摄入量应为200~300克，其中全谷和杂豆的量最好占主食总量的1/2 ~ 1/4，这对于预防慢病、控制体重都有好处。一餐的量大约是一个拳头握紧的大小。

每天吃蔬菜的量应为不少于300克，每天吃蔬菜的品种和颜色最好多样，这样能获得更全面的营养。另外，如果在一餐中没办法摄取这么多蔬菜，可以选择在另外两餐中把它补齐。

控制嘌呤总摄入量，
嘌呤不高，尿酸不超

打破偏见，控制嘌呤总摄入量才是关键

医生常常会告知痛风患者控制嘌呤摄入，保持低嘌呤的饮食。因此很多患者一点儿肉都不敢吃。实际上，这是理解有误。首先，但凡是高嘌呤的食物，一点儿都不敢沾，迟早会营养不良。其次，不是说吃高嘌呤的肉、海鲜之类的食物就是高嘌呤饮食，要计算所有吃进去的嘌呤总和。最后，低嘌呤饮食对于有些痛风患者来说其实并不是最适合的饮食方式，比如：还合并有糖尿病的患者就不能单纯地坚持低嘌呤的饮食习惯。

人们经常混淆高嘌呤饮食和高嘌呤食物这两个不同的概念。高嘌呤饮食与高嘌呤食物有如下区别。

高嘌呤饮食	高嘌呤食物
每天摄入嘌呤 > 1000 毫克	每 100 克食物嘌呤含量 > 150 毫克

每天要控制嘌呤的总摄入量（食物嘌呤含量 × 食用量），而不是限制某一种食物。

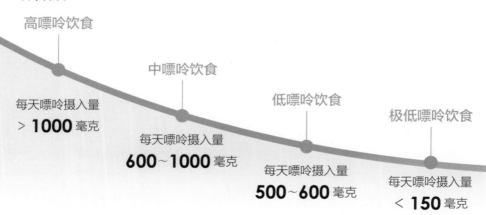

高嘌呤饮食

每天嘌呤摄入量
> **1000** 毫克

中嘌呤饮食

每天嘌呤摄入量
600~1000 毫克

低嘌呤饮食

每天嘌呤摄入量
500~600 毫克

极低嘌呤饮食

每天嘌呤摄入量
< **150** 毫克

如何做到低嘌呤饮食

比如说，一位痛风患者给自己制定的食谱是这样的：

早餐	1个馒头，1杯牛奶，1个鸡蛋，1份核桃仁
午餐	1碗饭，番茄炒蛋，青椒炒肉；午餐后：1份西瓜
晚餐	1个馒头，洋葱炒蛋，1杯牛奶，晚餐后：1份桃子

这份食谱看起来相当丰盛，我们根据以下食物摄取量的计算方法大致估算一下，符合低嘌呤饮食。

按照食物所含嘌呤量（毫克/100克）×摄入该食物质量（100克）=摄入嘌呤总量（毫克）的公式可以得出，这份食谱一天所摄入的嘌呤量是149.6毫克，根据每天嘌呤总量摄入标准可知，一天总嘌呤量小于150毫克，即是极低嘌呤饮食。

这份食谱中有谷物、肉、蛋、奶、蔬菜、水果、坚果等，基本能够满足人体每日所需要的各种营养，同时又能满足低嘌呤饮食的要求。

我们平时吃东西不会拿着计算器逐一计算，那么，就可以用简化的方法来估算一下。

1
常吃食物估算
每个家庭的饮食习惯一般都比较固定，经常吃的食物大概也就是三四十种，记录下这些常吃的食物所含嘌呤的量，再大致估算一下就可以了。

2
持续做减法
也就是按照低嘌呤饮食的标准，吃一个减一个，用界限值逐渐减去已摄取的嘌呤量，这样来决定下一餐吃什么。

3
正确认识低嘌呤饮食
低嘌呤饮食其实并不难，只要做到不喝酒，不喝肉汤，不吃动物内脏，少吃海鲜，并饮用充足的水分，其他的食品都可以根据自己的喜好，适当享用。但千万要记住的是，凡事都有个度，哪怕是低嘌呤的食物，一旦过度食用，也是有可能引起痛风发作的。

重视喝水细节，排出更多尿酸

对于痛风患者，医生一般会告知要多喝水，这是为什么呢？喝水又有什么讲究呢？

痛风患者需要多喝水的原因

1. 发生痛风的原因是尿酸盐结晶沉积在关节及肾脏等部位，而沉积的尿酸盐结晶有很大的特性——溶于水（水溶性），多喝水，水进入血液和组织中，会溶解尿酸盐结晶。

2. 喝水多、排尿多，有助于尿酸排出体外。痛风患者每天应喝多少水呢？

中华人民共和国卫生行业标准《高尿酸血症与痛风患者膳食指导》里明确指出：高尿酸血症与痛风患者需要充足饮水（包括茶水和咖啡等），每天至少2000 毫升。

要注意以下几点：

（1）不同的天气，饮水量不同，夏天气温高，出汗多，每天饮水 2000 毫升肯定不够，这时应通过计算尿量来评估，要求每日的尿量在 500 ～ 4000 毫升，一般来说，每次尿量约为 300 毫升，那么每天去厕所次数4 ～ 8 次。

（2）不要暴饮，要主动饮水，不要等渴的时候再饮水。

（3）血压高、心功能和肾功能不良者，除了不能暴饮外，还不能过量饮水，以防加重心肾负担，含钠多的苏打水也要限制。

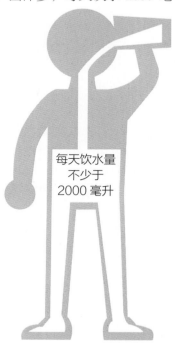

每天饮水量
不少于
2000 毫升

喝水的时间有讲究

一天有四个饮水最佳时间段，即早上起床后到早餐前 30 分钟、两餐之间及晚餐后 45 分钟到睡觉前。不要在饭前和饭后立即喝水，防止冲淡胃液，影响消化。睡前喝水对防止尿路结石很好，有尿路结石者夜间加喝一次水更好。

第二章

热量、嘌呤含量齐标注的三餐方案稳控尿酸不飙升

一看就懂的三餐搭配，营养好吸收，尿酸不飙升

产能营养热量目标

每天约 1800 千卡热量摄入。以热量摄入中间值为参考，具体搭配食谱时，可依据自身情况增减食物，进行热量转换。计算每天的热量，需要减去植物油部分的热量，以中国营养学会推荐每天摄入 25 克植物油为标准，按 1 克植物油热量 9 千卡，那么 25 克植物油和热量就是 25×9=225 千卡。

常见食物热量表

1碗米饭	1个馒头	1根玉米	1个红薯	1块南瓜	1个橘子	1根黄瓜	1个鸡蛋	1块鸡翅
约150克	约50克	约132克	约270克	约26克	约92克	约100克	约60克	约50克
174千卡	114千卡	148千卡	232千卡	6千卡	47千卡	16千卡	83千卡	101千卡

每天12种以上食物，每周25种以上食物

《中国居民膳食指南（2022）》推荐平均每天应当摄入 12 种以上食物，每周 25 种以上食物，其中烹调油和调味品不计算在内。

具体种类数推荐如右表：

建议摄入的主要食物种类数

食物类别	平均每天摄入的种类数	每周至少摄入的种类数
谷、薯、杂豆类	3	5
蔬菜、水果类	4	10
畜、禽、鱼、蛋类	3	5
奶、大豆、坚果类	2	5
合计	12	25

如何做到食物多样化

1 小分量选择
同等能量的一份餐，选用小份菜是增加食物种类的关键手段。

2 同类食物互换
在一段时间内，同类食物进行互换是保证食物多样化的好办法。
(主食) 可以交替食用米饭、面条、全麦馒头、红薯、玉米、土豆、杂粮粥等。
(畜、禽肉类) 可交替食用猪瘦肉、牛肉、羊肉、鸡肉、鸭肉等。
(水产品) 可交替食用鱼、虾、蟹、贝壳类等。
(奶制品) 可交替食用纯牛奶、酸奶、奶酪等。

3 巧妙搭配
(粗细搭配) 烹调主食时，可以将米、面等传统细粮与糙米、杂粮（如燕麦、玉米、小米、荞麦等）、杂豆（如红豆、绿豆等）搭配，既能增加食物种类，还有助于提高膳食纤维和 B 族维生素的摄入。
(荤素搭配) 可以增加食物种类，改善菜肴色、香、味，并丰富食物营养成分。
(色彩搭配) 比如什锦蔬菜。不仅操作简单，还能带来视觉上的享受，增强食欲。

每餐营养组合一目了然

早餐 注重蛋奶组合

60% 碳水化合物 + **15**% 蛋白质 + **20**% 脂肪

举例：香煎口蘑水波蛋三明治 + 一杯牛奶 + 一把坚果

午餐 注重荤素搭配 主食要杂

25~50 克 主食（生重）或用 200 克薯类代替 + **250** 克 水煮或者少油烹调的绿叶蔬菜 + **100** 克 牛瘦肉等红肉

举例：时蔬黑椒牛肉卷（春饼 + 时蔬 + 牛肉）

晚餐 七八成饱 时间要早

25~50 克 主食（生重）或用 200 克薯类代替 + **250** 克 水煮或者少油烹调的绿叶蔬菜 + **100** 克 鱼肉、虾肉、去皮鸡肉等白肉

举例：三文鱼海苔饭（米饭 + 时蔬 + 三文鱼）

周一 热量约 **1708** 千卡 嘌呤总量 **430** 毫克

早餐（367 千卡）

红薯大米薏米粥
262 千卡

红薯 100 克
大米 30 克
薏米 20 克

荷兰豆拌鸡丝
77 千卡

鸡胸肉 50 克
荷兰豆 60 克

生菜沙拉
28 千卡
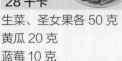
生菜、圣女果各 50 克
黄瓜 20 克
蓝莓 10 克

加餐（196 千卡）

腰果
35 克

午餐（338 千卡）

荞麦馒头
173 千卡

荞麦面 50 克

彩椒炒牛肉
138 千卡

红彩椒 20 克
柿子椒 30 克
牛肉 100 克

炒西蓝花
27 千卡

西蓝花 100 克

加餐（331 千卡）

牛奶
300 克

橘子
300 克

晚餐（251 千卡）

二米饭
176 千卡

大米 30 克
小米 20 克

清蒸多宝鱼
40 千卡

多宝鱼 50 克

凉拌黄瓜
13 千卡

黄瓜 80 克

蒜蓉菠菜
22 千卡

菠菜 80 克

注：❶ 每天三餐食谱的热量均以约 1800 千卡为标准（读者可以根据自身情况适当加减菜肴，调控热量）。❷ 以一天为例，给出每天三餐菜单搭配，并精选部分三餐食谱，给出详细做法。❸ 为了方便制作，全书每道菜谱制作按照 3 人份计量，每道菜热量值的计算按照单人份，每天摄入食物的热量计算按照单人份。菜谱中植物油不单独列出，按每人每天 25 克来计算。❹ 每天食物搭配按照《中国居民膳食指南（2022）》来确定。

食物搭配

膳食指南要求：平均每天摄入 **12** 种以上食物，每周 **25** 种以上
实际摄入量：全天摄入食物共 **20** 种

膳食指南要求 **25 ~35** 克
实际摄入量 **25** 克（1种）

大豆及坚果类

推荐：腰果 35 克

膳食指南要求 **300 ~500** 克
实际摄入量 **300** 克（1种）

奶及奶制品

推荐：牛奶 300 克

膳食指南要求 **120 ~200** 克
实际摄入量 **200** 克（3种）

动物性食物

推荐：鸡胸肉 50 克，牛肉 100 克，多宝鱼 50 克

膳食指南要求 **200 ~350** 克
实际摄入量 **310** 克（2种）

水果类

推荐：橘子 300 克，蓝莓 10 克

膳食指南要求 **300 ~500** 克
实际摄入量 **490** 克（8种）

蔬菜类

推荐：荷兰豆 60 克，生菜 50 克，圣女果 50 克，黄瓜 100 克，红彩椒 20 克，柿子椒 30 克，西蓝花 100 克，菠菜 80 克

膳食指南要求 **50 ~100** 克
实际摄入量 **50** 克（1种）

薯类

推荐：红薯 100 克

膳食指南要求 **50 ~150** 克
实际摄入量 **150** 克（4种）

全谷物和杂豆类

推荐：大米 60 克，薏米 20 克，荞麦面 50 克，小米 20 克

荷兰豆拌鸡丝

早

热量／人
77 千卡

材料 鸡胸肉150克，荷兰豆180克。

调料 蒜蓉10克，盐1克，橄榄油3克。

做法

1 鸡胸肉洗净，煮熟冷却，撕成细丝；荷兰豆洗净，放入沸水中焯熟，切丝备用。

2 将鸡丝、荷兰豆丝放入盘中，加入蒜蓉、盐、橄榄油拌匀即可。

营养小贴士
荷兰豆富含天然膳食纤维，可以促进肠胃蠕动，搭配含有优质蛋白质的鸡丝，能够帮助痛风患者提高免疫力，排出尿酸。

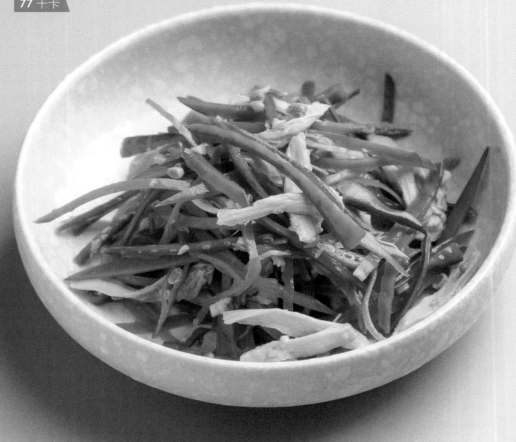

注：为了方便制作，全书每道菜谱的食材按照 3 人份来准备，所以食材用量是套餐 3 倍。

彩椒炒牛肉

午

材料 牛肉300克，柿子椒90克，红彩椒60克。

调料 姜丝3克，盐1克。

做法

1 牛肉洗净，切片；柿子椒、红彩椒洗净，切条。

2 锅内倒油烧热，放入姜丝爆香，放入牛肉片炒至变色，加入柿子椒条、红彩椒条翻炒至熟，加盐调味即可。

营养小贴士
牛肉可补充蛋白质，彩椒可提供丰富的维生素 C，两者营养互补，可以帮助痛风患者均衡营养。

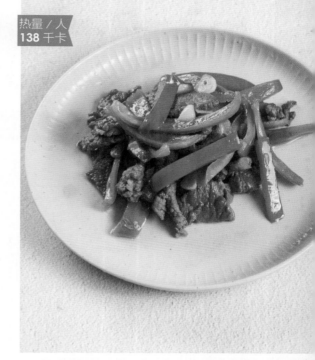

热量／人
138 千卡

清蒸多宝鱼

晚

材料 多宝鱼（150克），葱、姜适量。

调料 盐、料酒、蒸鱼豉油、淀粉各适量。

做法

1 多宝鱼去掉内脏和鱼鳃，洗净，斜切3个花刀，用盐涂抹鱼身，并均匀撒上料酒和盐腌制 10 分钟；葱、姜洗净、切丝，摆放在鱼身上。

2 将鱼盘放入蒸锅内，蒸 7 ~ 12 分钟，取出鱼盘，倒掉蒸鱼时渗出的水。

3 蒸鱼豉油加适量清水和淀粉调成汁，煮开后淋在鱼身上。

营养小贴士
多宝鱼含有丰富的蛋白质，容易被人体吸收，可以为痛风患者提供较为丰富的营养物质。

热量／人
41 千卡

注：清蒸多宝鱼最好整条烹饪，市面上的一条多宝鱼按 300 克来核算，三个人分两餐吃完。此处计算的热量是按照 50 克（1人1天食用量）来计算的。

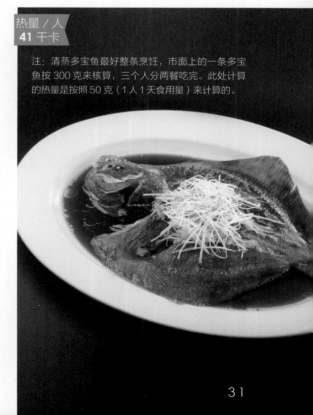

周二　热量约 **1833** 千卡　嘌呤总量 **485** 毫克

早餐（508 千卡）

荞麦蒸饺
213 千卡

虾仁、荞麦粉各 30 克
韭菜 50 克
鸡蛋 60 克

虾皮小白菜
19 千卡

小白菜 80 克
虾皮 5 克

桂圆红枣豆浆
276 千卡
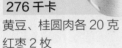
黄豆、桂圆肉各 20 克
红枣 2 枚

加餐（119 千卡）

核桃
10 克

草莓 + 绿葡萄
各 70 克

午餐（289 千卡）

冬瓜玉米焖排骨
216 千卡

猪排骨 60 克
冬瓜 40 克
玉米 35 克

凉拌豇豆
32 千卡

豇豆 100 克

蓝莓山药
41 千卡
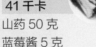
山药 50 克
蓝莓酱 5 克

加餐（199 千卡）

牛奶
300 克

晚餐（493 千卡）

薏米红豆糙米饭
382 千卡

大米 50 克
糙米、薏米各 25 克
红豆 10 克

杏鲍菇炒肉片
101 千卡
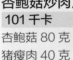
杏鲍菇 80 克
猪瘦肉 40 克
黄彩椒、红彩椒各 30 克

蒜蓉蒸丝瓜
10 千卡
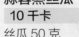
丝瓜 50 克

食物搭配

膳食指南要求：平均每天摄入 **12** 种以上食物，每周 **25** 种以上

实际摄入量：全天摄入食物共 **29** 种

膳食指南要求 **25 ~35** 克

实际摄入量 **35** 克（3 种）

大豆及坚果类

推荐：黄豆 20 克，核桃 10 克，熟黑芝麻 5 克

膳食指南要求 **300 ~500** 克

实际摄入量 **300** 克（1 种）

奶及奶制品

推荐：牛奶 300 克

膳食指南要求 **120 ~200** 克

实际摄入量 **195** 克（5 种）

动物性食物

推荐：瘦猪肉 40 克，猪排骨 60 克，虾仁 30 克，虾皮 5 克，鸡蛋 60 克

膳食指南要求 **200 ~350** 克

实际摄入量 **215** 克（5 种）

水果类

推荐：红枣 2 枚（50 克），桂圆肉 20 克，草莓、绿葡萄各 70 克，蓝莓酱 5 克

膳食指南要求 **300 ~500** 克

实际摄入量 **460** 克（8 种）

蔬菜类

推荐：韭菜 50 克，小白菜 80 克，冬瓜 40 克，豇豆 100 克，黄彩椒、红彩椒各 30 克，杏鲍菇 80 克，丝瓜 50 克

膳食指南要求 **50 ~100** 克

实际摄入量 **50** 克（1 种）

薯类

推荐：山药 50 克

膳食指南要求 **50 ~150** 克

实际摄入量 **150** 克（6 种）

全谷物和杂豆类

推荐：荞麦粉 30 克，玉米 35 克，大米 50 克，糙米、薏米各 25 克，红豆 10 克

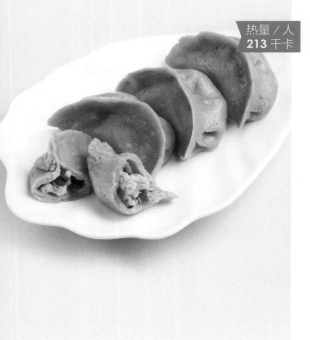

热量/人
213 千卡

荞麦蒸饺　　　早

材料　荞麦粉、虾仁各90克，韭菜150克，鸡蛋180克。

调料　姜末适量，盐、香油各2克。

做法

1. 韭菜洗净，切末；虾仁洗净，去虾线，切小丁；鸡蛋打散，炒熟盛出。
2. 将韭菜末、虾仁丁、鸡蛋、姜末放入盆中，加盐、香油拌匀制成馅。
3. 荞麦粉加适量温水和成面团，下剂，擀成饺子皮，包入馅，做成饺子生坯，送入烧沸的蒸锅中大火蒸20分钟即可。

营养小贴士
荞麦中所含的膳食纤维能促进有毒物质的排泄，有减脂作用。搭配韭菜和鸡蛋，促进消化，增强免疫力。

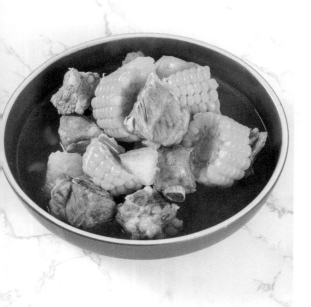

热量/人
216 千卡

冬瓜玉米焖排骨　　午

材料　猪排骨180克，冬瓜120克，玉米115克。

调料　盐1克，葱段、蒜片、姜片、生抽各适量。

做法

1. 猪排骨洗净，切块；冬瓜去皮及瓤，洗净，切块；玉米洗净，切段。
2. 锅内倒油烧热，爆香蒜片、姜片，倒入排骨块翻炒，加入冬瓜块、玉米段及适量热水烧开，加盖焖40分钟。
3. 加盐、生抽搅匀，继续焖10分钟，放入葱段即可。

营养小贴士
冬瓜含维生素C，有助于降低血液中的尿酸水平，预防关节疼痛，搭配富含维生素B_1的猪瘦肉，有助于排钠，促进血液循环。

杏鲍菇炒肉片

晚

热量／人
101 千卡

材料 杏鲍菇240克，猪瘦肉120克，黄彩椒、红彩椒各90克。

调料 蚝油3克，淀粉、生抽各适量。

做法 ⋯⋯⋯⋯⋯⋯⋯⋯⋯⋯⋯⋯⋯⋯⋯⋯⋯⋯⋯⋯⋯⋯

1 杏鲍菇洗净，切片；猪瘦肉洗净，切片，加淀粉、生抽腌渍10分钟；红彩椒、黄彩椒分别洗净，去蒂及子，切片。

2 锅内倒油烧热，下肉片和红彩椒片、黄彩椒片炒散，放入杏鲍菇片翻炒至熟软，加蚝油调味即可。

营养小贴士
杏鲍菇营养丰富，搭配猪瘦肉能够起到增强免疫力的作用，适合痛风缓解期食用。

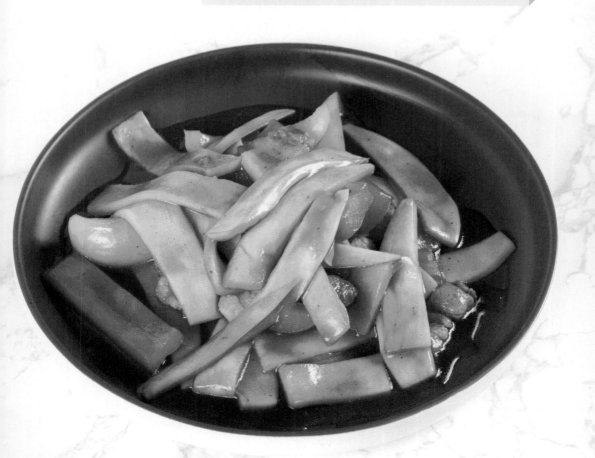

周三　热量约 **1826** 千卡　嘌呤总量 **421** 毫克

早餐（510 千卡）

红薯发糕
362 千卡

红薯、面粉各 50 克
红枣 2 枚

西蓝花炒虾仁
43 千卡

西蓝花 100 克
虾仁 30 克

虾皮鸡蛋羹
105 千卡

鸡蛋 60 克
虾皮、海苔各 5 克

加餐（135 千卡）

大杏仁
10 克

番石榴
150 克

午餐（349 千卡）

黑米藜麦饭
243 千卡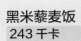

黑米、藜麦各 20 克
大米 30 克

蒜香牛肉粒
64 千卡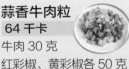

牛肉 30 克
红彩椒、黄彩椒各 50 克

苋菜笋丝汤
42 千卡

苋菜 50 克
冬笋 30 克
胡萝卜、鲜香菇各 20 克

加餐（231 千卡）

无糖酸奶
300 克

晚餐（376 千卡）

五彩豌豆
156 千卡

玉米粒、豌豆、胡萝卜
各 30 克
猪瘦肉 50 克
火腿肠 5 克

日式照烧鸡腿
69 千卡

鸡腿 30 克
熟黑芝麻 5 克

核桃仁拌菠菜
151 千卡

菠菜 80 克
核桃仁 20 克

食物搭配

膳食指南要求：平均每天摄入 **12** 种以上食物，每周 **25** 种以上

实际摄入量：全天摄入食物共 **29** 种

膳食指南要求 **25 ~35** 克

实际摄入量 **35** 克（3种）

大豆及坚果类

推荐：核桃仁 20 克，大杏仁 10 克，熟黑芝麻 5 克

膳食指南要求 **300 ~500** 克

实际摄入量 **300** 克（1种）

奶及奶制品

推荐：无糖酸奶 300 克

膳食指南要求 **120 ~200** 克

实际摄入量 **200** 克（7种）

动物性食物

推荐：虾仁 30 克，鸡蛋 60 克，牛肉 30 克，猪瘦肉 50 克，火腿肠 5 克，鸡腿 30 克，虾皮 5 克

膳食指南要求 **200 ~350** 克

实际摄入量 **200** 克（2种）

水果类

推荐：红枣 2 枚（50 克），番石榴 150 克

膳食指南要求 **300 ~500** 克

实际摄入量 **435** 克（10种）

蔬菜类

推荐：西蓝花 100 克，红彩椒、黄彩椒各 50 克，苋菜 50 克，冬笋 30 克，胡萝卜、鲜香菇各 20 克，菠菜 80 克，海苔 5 克，豌豆 30 克

膳食指南要求 **50 ~100** 克

实际摄入量 **50** 克（1种）

薯类

推荐：红薯 50 克

膳食指南要求 **50 ~150** 克

实际摄入量 **150** 克（5种）

全谷物和杂豆类

推荐：面粉 50 克，黑米、藜麦各 20 克，大米 30 克，玉米粒 30 克

红薯发糕

材料 红薯、面粉各150克，红枣6枚，酵母少许，葡萄干适量。

做法

1 红薯洗净，去皮及瓤，切块，蒸熟，捣成泥，放凉；红枣洗净，去核，切碎；酵母用温水化开并调匀；葡萄干洗净。

2 红薯泥中加入面粉，倒入酵母水、适量清水揉成面团，放置发酵。

3 面团发至2倍大时，加红枣碎、葡萄干，上锅蒸30分钟，放凉后切块即可。

早

热量／人
225 千卡

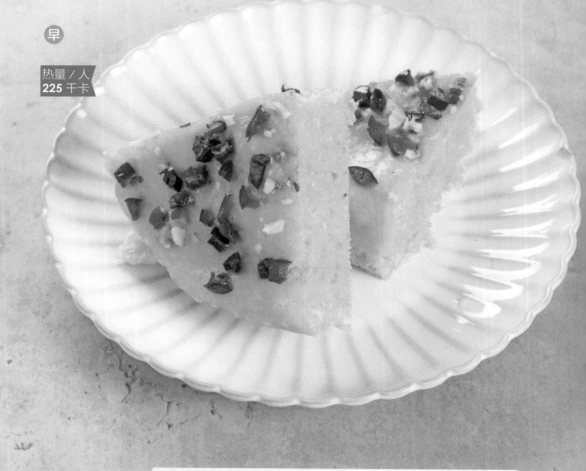

营养小贴士
红薯热量低，水分含量相对较高，既能避免肥胖又能利尿，搭配面粉作为主食，是痛风伴肥胖患者的良好选择。

苋菜笋丝汤 午

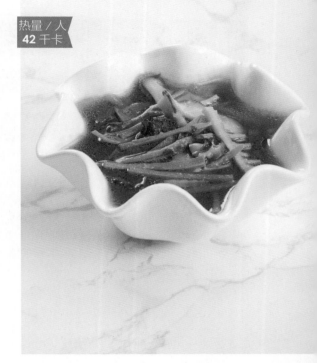

材料 苋菜150克,冬笋90克,胡萝卜、
鲜香菇各60克。

调料 盐2克,蘑菇高汤、姜末、料酒
各适量。

做法

1 苋菜去根洗净,焯水;冬笋去老皮,
洗净,切丝,煮熟;香菇洗净去蒂,
切丝,焯水;胡萝卜洗净,切丝。

2 锅内放油烧至六成热,煸香姜末,放
入胡萝卜丝煸熟,烹入料酒,倒入适
量蘑菇高汤,大火煮沸后放入笋丝、
香菇丝煮3分钟,放入苋菜煮熟,加
入盐即可。

日式照烧鸡腿 晚

材料 鸡腿90克,熟黑芝麻15克。

调料 五香粉1克,料酒6克,生抽8克,
盐2克,蜂蜜少许。

做法

1 鸡腿洗净,划几刀,加入五香粉、盐
腌渍30分钟;将料酒、生抽、蜂蜜、
水混合均匀,即为照烧汁。

2 锅内倒油烧热,放入鸡腿煎至两面金
黄,再加入照烧汁炖10分钟,大火
收汁,撒熟黑芝麻即可。

> **营养小贴士**
> 鸡肉中含有蛋白质,牛磺酸及多种维生素,
> 可起到抗氧化和一定的解毒抗炎作用。

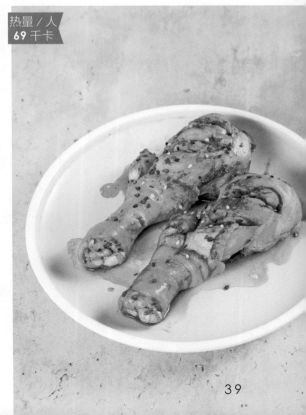

周 四　　热量约 **1740** 千卡　嘌呤总量 **311** 毫克

早餐（502 千卡）

香蕉燕麦卷饼
322 千卡

香蕉 100 克
红薯 50 克
面粉 10 克
原味燕麦片 20 克
红枣 1 枚

韭菜鸡蛋炒鸭血
153 千卡

红彩椒、韭菜各 30 克
鸭血 50 克
鸡蛋 60 克

凉拌紫甘蓝
27 千卡

紫甘蓝 50 克
洋葱 30 克

加餐（109 千卡）

腰果
10 克

苹果
100 克

午餐（364 千卡）

三文鱼西蓝花拌饭
215 千卡

三文鱼 20 克
西蓝花 50 克
米饭 75 克

豆腐烧牛肉末
117 千卡

豆腐 80 克
牛肉 40 克

圆白菜炒番茄
32 千卡

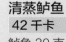

圆白菜 50 克
番茄 100 克
柿子椒 20 克

加餐（265 千卡）

牛奶
400 克

晚餐（275 千卡）

藜麦蔬菜粥
215 千卡

大米 30 克
藜麦、玉米粒、胡萝卜、油菜、山药各 20 克

清炒苋菜
18 千卡

苋菜 50 克

清蒸鲈鱼
42 千卡

鲈鱼 30 克
柿子椒、红彩椒各 20 克

食物搭配

膳食指南要求：平均每天摄入 **12** 种以上食物，每周 **25** 种以上

实际摄入量：全天摄入食物共 **29** 种

注：根据《中国居民膳食指南（2022）》推算，50 克大豆等于 145 克北豆腐，那么 80 克北豆腐约等于 27 克大豆。

膳食指南要求 **25 ~35** 克

实际摄入量 **37** 克（2 种）

大豆及坚果类

推荐：腰果 10 克，北豆腐 80 克（约等于 27 克大豆）

膳食指南要求 **300 ~500** 克

实际摄入量 **400** 克（1 种）

奶及奶制品

推荐：牛奶 400 克

膳食指南要求 **120 ~200** 克

实际摄入量 **200** 克（5 种）

动物性食物

推荐：鸭血 50 克，鸡蛋 60 克，三文鱼 20 克，牛肉 40 克，鲈鱼 30 克

膳食指南要求 **200 ~350** 克

实际摄入量 **225** 克（3 种）

水果类

推荐：香蕉 100 克，苹果 100 克，红枣 1 枚（25 克）

膳食指南要求 **300 ~500** 克

实际摄入量 **470** 克（11 种）

蔬菜类

推荐：韭菜 30 克，红彩椒 50 克，紫甘蓝 50 克，洋葱 30 克，西蓝花 50 克，圆白菜 50 克，番茄 100 克，柿子椒 20 克，胡萝卜、油菜各 20 克，苋菜 50 克

膳食指南要求 **50 ~100** 克

实际摄入量 **70** 克（2 种）

薯类

推荐：红薯 50 克，山药 20 克

膳食指南要求 **50 ~150** 克

实际摄入量 **150** 克（5 种）

全谷物和杂豆类

推荐：面粉 10 克，原味燕麦片 20 克，米饭 75 克（大米 50 克），大米 30 克，藜麦、玉米粒各 20 克

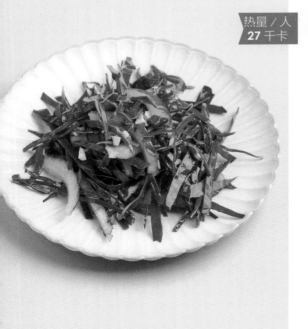

凉拌紫甘蓝　早

材料　紫甘蓝150克，洋葱90克。

调料　蒜末6克，盐2克，花椒油、胡椒粉各1克。

做法

1 紫甘蓝洗净，切丝；洋葱去老皮，洗净，切丝。

2 把蒜末、胡椒粉、盐、花椒油搅拌均匀制成调味汁，均匀地浇在切好的菜丝上，拌匀即可。

> **营养小贴士**
> 紫甘蓝富含膳食纤维、维生素 C、维生素 E 等，能提高胰岛素受体的敏感性，控制餐后血糖上升速度。

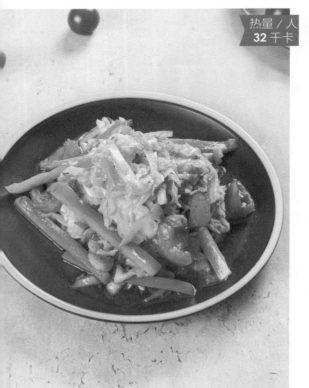

圆白菜炒番茄　午

材料　圆白菜150克，番茄100克，柿子椒60克。

调料　蒜片5克，十三香、盐、醋各2克。

做法

1 圆白菜洗净，切丝；番茄洗净，切块；柿子椒洗净，去蒂及子，切条。

2 锅内倒油烧热，放入蒜片炒香，再放入圆白菜丝、番茄块、柿子椒条翻炒至熟，加盐、十三香、醋调味即可。

> **营养小贴士**
> 圆白菜富含维生素 C 和膳食纤维，有缓急止痛、清热利尿等作用。但圆白菜存放时间过长维生素 C 会被破坏，所以最好现买现吃。

清蒸鲈鱼

晚

热量／人 42 千卡

材料 鲈鱼1条（900克），柿子椒、红彩椒各60克。

调料 葱丝、姜丝各10克，蒸鱼豉油8克，料酒少许。

做法

1 鲈鱼处理干净，在鱼身两面各划几刀，用料酒涂抹鱼身，划刀处夹上姜丝，鱼肚子里塞上姜丝，腌渍20分钟。

2 鱼身上铺剩余葱丝、姜丝，上锅蒸15分钟。

3 倒出盘子内蒸鱼汤汁，倒入蒸鱼豉油，摆上柿子椒丝、红彩椒丝。

4 炒锅烧油，烧热后淋在鱼身上即可。

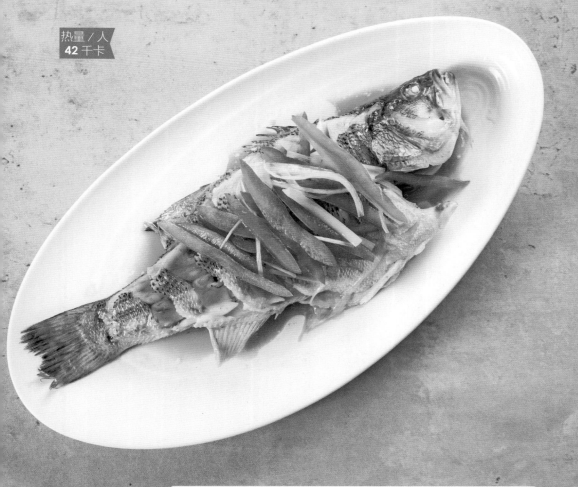

营养小贴士 🖊

清蒸鲈鱼可为痛风患者补充更丰富的营养，补充蛋白质，提高代谢。

周五　热量约 1714 千卡　嘌呤总量 441 毫克

早餐（481 千卡）

豇豆肉末面
269 千卡
猪瘦肉、面条、豇豆各 40 克
鸡蛋 60 克

核桃杏仁饮
94 千卡
杏仁 5 克
核桃仁 10 克

蒿子秆炒豆干
118 千卡
蒿子秆 80 克
豆腐干 50 克

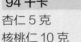

加餐（137 千卡）

薏米柠檬水
柚子、火龙果各 100 克
薏米、柠檬各 10 克

午餐（380 千卡）

红豆圆白菜饭
278 千卡
红豆 20 克
大米 75 克
圆白菜 20 克

子姜羊肉
78 千卡
羊肉、红彩椒各 50 克
子姜 30 克

家常炒菜花
24 千卡
菜花 50 克
胡萝卜、水发木耳各 20 克

加餐（199 千卡）

牛奶
300 克

晚餐（292 千卡）

荷香小米蒸红薯
158 千卡
红薯 100 克
小米 20 克

荷塘小炒
68 千卡
水发木耳、胡萝卜、山药、荷兰豆各 30 克
莲藕 50 克

冬瓜小白菜豆腐汤
66 千卡
小白菜、冬瓜各 20 克
豆腐 50 克
虾仁 30 克

食物搭配

膳食指南要求：平均每天摄入 **12** 种以上食物，每周 **25** 种以上
实际摄入量：全天摄入食物共 **31** 种

膳食指南要求 **25 ~35** 克
实际摄入量 **34** 克（4种）

大豆及坚果类

推荐：杏仁 5 克，核桃仁 10 克，豆腐 50 克（约等于 16 克大豆），豆腐干 50 克（相当于 3 克大豆）

膳食指南要求 **300 ~500** 克
实际摄入量 **300** 克（1种）

奶及奶制品

推荐：牛奶 300 克

膳食指南要求 **120 ~200** 克
实际摄入量 **200** 克（4种）

动物性食物

推荐：瘦猪肉 40 克，鸡蛋 60 克，虾仁 50 克，羊肉 50 克

膳食指南要求 **200 ~350** 克
实际摄入量 **210** 克（3种）

水果类

推荐：柠檬 10 克，柚子、火龙果各 100 克

膳食指南要求 **300 ~500** 克
实际摄入量 **500** 克（12种）

蔬菜类

推荐：豇豆 40 克，蒿子秆 80 克，子姜 30 克，红彩椒 50 克，胡萝卜 30 克，圆白菜 20 克，菜花 50 克，水发木耳 50 克，荷兰豆 30 克，莲藕 50 克，小白菜、冬瓜各 20 克

膳食指南要求 **50 ~100** 克
实际摄入量 **130** 克（2种）

薯类

推荐：红薯 100 克，山药 30 克

膳食指南要求 **50 ~150** 克
实际摄入量 **150** 克（5种）

全谷物和杂豆类

推荐：面条 40 克，大米 50 克，红豆 20 克，小米 20 克，薏米 10 克

豇豆肉末面

早

**热量／人
269 千卡**

材料 猪瘦肉、面条、豇豆各120克，鸡蛋180克。

调料 盐适量。

做法

1 猪瘦肉洗净，切末；鸡蛋打散，炒熟后盛出；豇豆洗净，沸水焯熟后切丁。

2 锅内倒油烧热，下肉末翻炒至变色，放入豇豆丁和鸡蛋翻炒片刻，加盐调味，即为肉酱。

3 将面条煮软后盛出，加适量肉酱拌匀即可。

营养小贴士

豇豆搭配鸡蛋和肉末，富含蛋白质和膳食纤维，适当食用可以消肿利尿。

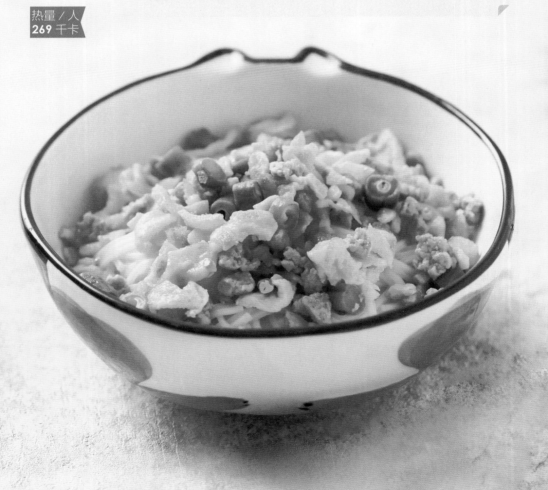

子姜羊肉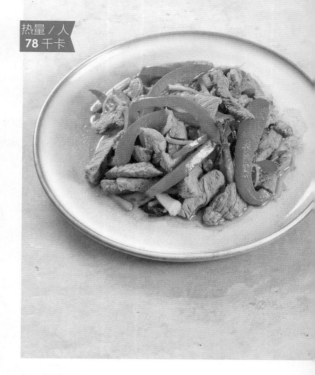

午

热量／人 78 千卡

材料 羊肉、红彩椒各150克，子姜 90克。

调料 青蒜10克，料酒、生抽各3克，盐1克，淀粉适量。

做法

1 羊肉洗净，切丝，加料酒、盐、淀粉腌渍10分钟；子姜洗净，切丝；红彩椒洗净，去蒂及子，切丝；青蒜洗净，切段。

2 锅内倒油烧热，炒香子姜丝，放入羊肉丝滑散，再放入红彩椒丝、青蒜段略炒，淋上生抽即可。

营养小贴士 🖊
羊肉搭配姜丝，能增加消化酶，帮助脾胃消化，适当食用可以促进血液循环。

冬瓜小白菜豆腐汤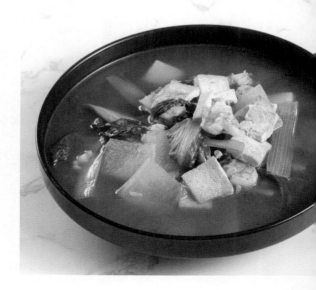

晚

热量／人 66 千卡

材料 小白菜、冬瓜各120克，豆腐 150克，虾仁90克。

调料 盐1克，姜末、蒜末、生抽各适量。

做法

1 小白菜洗净，切小段；冬瓜去皮及瓤，洗净，切片；豆腐洗净，切厚片；虾仁洗净。

2 锅内倒油烧热，放入姜末、蒜末爆香，放入豆腐片翻炒，放入冬瓜片、生抽翻炒均匀，加适量水大火煮沸。

3 待冬瓜片变软，加入小白菜段、虾仁煮熟，加盐调味即可。

周六　热量约 **1812** 千卡　嘌呤总量 **490** 毫克

早餐（ **333** 千卡 ）

猪肉茴香蒸包
160 千卡
猪瘦肉、茴香、面粉各
30 克

百香金橘汁
78 千卡
金橘、百香果各 50 克

黄花鱼豆腐煲
95 千卡
黄花鱼、红彩椒各
50 克
豆腐 30 克

加餐（ **81** 千卡 ）

黑芝麻糊
腰果 10 克
黑芝麻 5 克

午餐（ **484** 千卡 ）

什锦虾仁拌饭
205 千卡
大米 30 克
燕麦 15 克
虾仁、西葫芦、洋葱、
豌豆各 20 克

黄焖鸡
69 千卡
鲜香菇 20 克
鸡腿肉、柿子椒、洋葱
各 30 克

凉拌四丝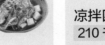
210 千卡
黄瓜 50 克
豆腐皮、白菜、胡萝卜
各 40 克

加餐（ **199** 千卡 ）

牛奶
300 克

晚餐（ **490** 千卡 ）

香蕉紫薯卷
322 千卡
紫薯 50 克
香蕉 100 克
吐司 2 片
牛奶 30 克

麻酱豇豆
64 千卡
豇豆 100 克
芝麻酱 5 克

银鱼炒蛋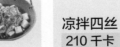
104 千卡
银鱼 20 克
鸡蛋 60 克

食物搭配

膳食指南要求：平均每天摄入 **12** 种以上食物，每周 **25** 种以上

实际摄入量：全天摄入食物共 **31** 种

大豆及坚果类

膳食指南要求 **25~35** 克

实际摄入量 **37.5** 克（5 种）

推荐：黑芝麻 5 克，腰果 10 克，豆腐皮 40 克（约等于 2.5 克大豆），豆腐 30 克（约等于 16 克大豆），芝麻酱 5 克

奶及奶制品

膳食指南要求 **300~500** 克

实际摄入量 **330** 克（1 种）

推荐：牛奶 330 克

动物性食物

膳食指南要求 **120~200** 克

实际摄入量 **200** 克（6 种）

推荐：猪瘦肉 30 克，黄花鱼 50 克，虾仁 20 克，鸡腿肉 30 克，银鱼 20 克，鸡蛋 60 克

水果类

膳食指南要求 **200~350** 克

实际摄入量 **200** 克（3 种）

推荐：金橘、百香果各 50 克，香蕉 100 克

蔬菜类

膳食指南要求 **300~500** 克

实际摄入量 **450** 克（11 种）

推荐：茴香 30 克，红彩椒 50 克，西葫芦、鲜香菇、豌豆各 20 克，柿子椒 30 克，洋葱、黄瓜各 50 克，白菜、胡萝卜各 40 克，豇豆 100 克

薯类

膳食指南要求 **50~100** 克

实际摄入量 **50** 克（1 种）

推荐：紫薯 50 克

全谷物和杂豆类

膳食指南要求 **50~150** 克

实际摄入量 **125** 克（4 种）

推荐：面粉 30 克，大米 30 克，燕麦 15 克，吐司 2 片（50 克）

黄花鱼豆腐煲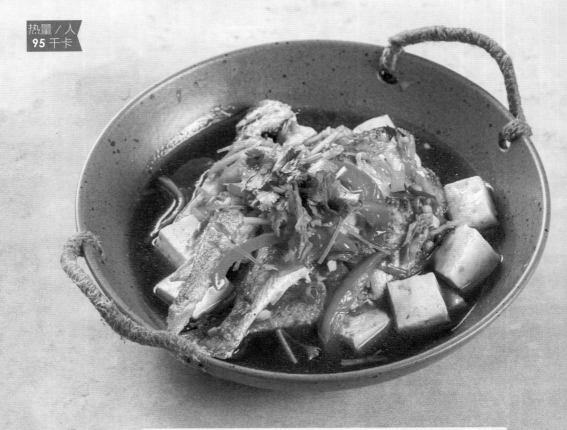

早

热量/人
95 千卡

材料 黄花鱼、红彩椒各150克，豆腐90克。

调料 葱花、姜片、蒜末各5克，蒸鱼豉油、料酒、香菜段各适量。

做法

1 黄花鱼处理干净，用料酒腌渍20分钟；豆腐洗净，切块；红彩椒洗净，去蒂及子，切丝。

2 锅内倒油烧热，放入黄花鱼煎至两面金黄，盛出。

3 砂锅内倒油烧热，放入葱花、姜片、蒜末爆香，将豆腐块平铺在锅内，上面摆好黄花鱼，加适量水。

4 盖上盖，小火焖5分钟，加入香菜段、葱花、红彩椒丝略煮，淋蒸鱼豉油即可。

营养小贴士

黄花鱼和豆腐可为痛风患者补充优质蛋白质，缓解期可少量搭配其他菜品食用。

黄焖鸡

午

热量/人
69 千卡

材料 鲜香菇60克，鸡腿肉、柿子椒、洋葱各90克。

调料 料酒、姜片、生抽、老抽、冰糖各5克，盐1克。

做法

1 鸡腿肉洗净，切块；鲜香菇洗净，切块；柿子椒洗净，去蒂及子，切块；洋葱洗净，切丝。

2 锅内倒油烧热，放入冰糖炒至焦糖色。

3 加入鸡腿块翻炒至上色，加料酒、姜片、生抽、老抽，加香菇块、洋葱丝炒匀。

4 加适量清水没过食材，大火烧开，转小火焖20分钟，放入柿子椒块略炒，加盐调味即可。

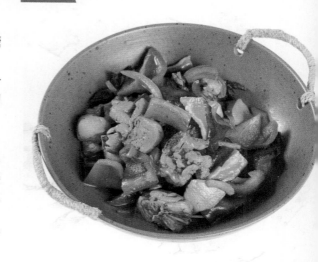

银鱼炒蛋

晚

热量/人
104 千卡

材料 银鱼60克，鸡蛋180克。

调料 葱花2克，盐1克。

做法

1 银鱼洗净，焯水，沥干；鸡蛋打散备用。

2 将银鱼放入蛋液中，加入盐、葱花搅拌均匀。

3 锅内倒油烧热，倒入银鱼鸡蛋液翻炒，待蛋液凝固熟软，炒散即可。

 营养小贴士
鸡蛋给痛风患者提供蛋白质等营养，同时可预防血液中胆固醇水平升高，保护血管，防治痛风合并高脂血症。

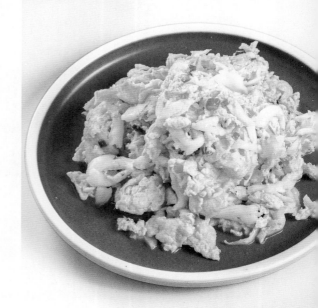

周日　热量约 **1763** 千卡　嘌呤总量 **464** 毫克

早餐（329 千卡）

胡萝卜猪肉小馄饨
127 千卡

猪瘦肉、馄饨皮各 30 克
胡萝卜 10 克

蒜蓉蒸虾
45 千卡

大虾 50 克

腐竹烧木耳
157 千卡

腐竹、水发木耳各
30 克
胡萝卜 10 克

加餐（213 千卡）

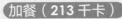

橙子
100 克

猕猴桃
100 克

酸奶
150 克

午餐（449 千卡）

金枪鱼芝麻饭团
277 千卡

金枪鱼罐头、熟黑芝麻
各 10 克
玉米粒 30 克
大米饭 75 克
海苔 2 片

红烧羊排
158 千卡

羊排、胡萝卜、土豆各
50 克

凉拌小油菜
14 千卡

油菜 100 克

加餐（199 千卡）

牛奶
300 克

晚餐（348 千卡）

番茄肉末意面
187 千卡

番茄 80 克
牛肉 20 克
洋葱 30 克
意大利面 40 克

黄瓜腰果炒牛肉
126 千卡

牛肉 40 克
腰果 10 克
黄瓜 80 克
洋葱 30 克

胡萝卜炒海带
35 千卡

胡萝卜、水发海带各
20 克
熟黑芝麻 5 克

食物搭配

膳食指南要求：平均每天摄入 **12** 种以上食物，每周 **25** 种以上

实际摄入量：全天摄入食物共 **25** 种

膳食指南要求 **25~35** 克
实际摄入量 **33** 克（3种）

大豆及坚果类

推荐：熟黑芝麻 15 克，腰果 10 克，腐竹 30 克（相当于 8 克大豆）

膳食指南要求 **300~500** 克
实际摄入量 **450** 克（2种）

奶及奶制品

推荐：牛奶 300 克，酸奶 150 克

膳食指南要求 **120~200** 克
实际摄入量 **200** 克（5种）

动物性食物

推荐：猪瘦肉 30 克，大虾 50 克，羊排 50 克，牛肉 60 克，金枪鱼罐头 10 克

膳食指南要求 **200~350** 克
实际摄入量 **200** 克（2种）

水果类

推荐：橙子 100 克，猕猴桃 100 克

膳食指南要求 **300~500** 克
实际摄入量 **465** 克（8种）

蔬菜类

推荐：水发木耳 30 克，胡萝卜 90 克，油菜 100 克，番茄 80 克，洋葱 60 克，黄瓜 80 克，水发海带 20 克，海苔 2 片（5 克）

膳食指南要求 **50~100** 克
实际摄入量 **50** 克（1种）

薯类

推荐：土豆 50 克

膳食指南要求 **50~150** 克
实际摄入量 **140** 克（4种）

全谷物和杂豆类

推荐：馄饨皮 30 克，玉米粒 30 克，大米饭 75 克（大米 50 克），意大利面 40 克

蒜蓉蒸虾

早

材料 大虾 150 克。

调料 葱花、蒜末、姜片各 5 克，料酒、蒸鱼豉油各 4 克。

做法 ....

1 将虾切开虾背，去虾线，加料酒、姜片腌渍 10 分钟。

2 上锅蒸 5 分钟。

3 锅内倒油烧热，放入蒸鱼豉油、蒜末炒香，浇在虾上，撒上葱花即可。

营养小贴士 🔖

虾中所含的钙、碘和氨基酸是非常丰富的，可以补充人体所需。

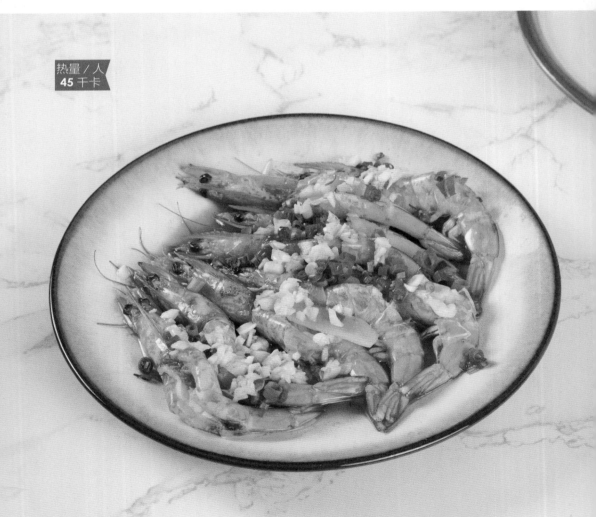

热量／人
45 千卡

红烧羊排 午

材料 羊排、胡萝卜、土豆各 150 克。

调料 葱末、姜末、蒜末、料酒、冰糖
各 5 克，盐 1 克，大料 1 个，香
叶 2 片。

做法 ⋯⋯⋯⋯⋯⋯⋯⋯⋯⋯⋯

1 羊排洗净，剁段，凉水下锅，焯水捞
出；胡萝卜、土豆洗净，去皮，切块。

2 锅内倒油烧热，放冰糖炒出糖色，放
葱末、姜末、蒜末炒匀，下羊排翻炒，
加大料、香叶、料酒和适量清水。

3 大火煮开，转小火烧至八成熟，再放
入胡萝卜块、土豆块烧至熟烂，加盐
调味即可。

> **营养小贴士**
> 羊肉搭配胡萝卜能为痛风患者提供营养所
> 需，但做时要注意用冷水下锅焯肉，肉在
> 水中慢慢升温，血水和杂质会被煮出来，
> 还能除去多余的嘌呤。

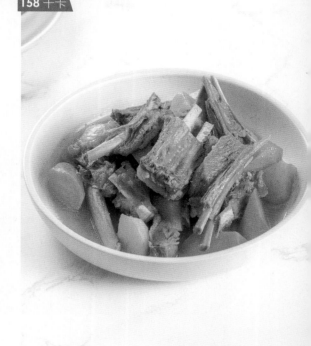

热量／人
158 千卡

热量／人
35 千卡

胡萝卜炒海带 晚

材料 胡萝卜、水发海带各 60 克，熟
黑芝麻 15 克。

调料 酱油 3 克，蒜末适量，醋 2 克，
盐 1 克。

做法 ⋯⋯⋯⋯⋯⋯⋯⋯⋯⋯⋯

1 胡萝卜洗净，切丝；水发海带洗净，
切丝。

2 锅内倒油烧热，放蒜末爆香，加胡萝
卜丝炒至金黄色，放海带丝，淋上醋
翻炒至软，调入盐和酱油，撒上熟黑
芝麻即可。

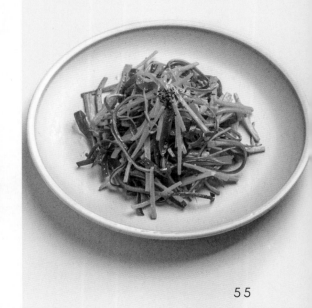

晚餐外出应酬者的点餐技巧

有分析认为，肥胖率的增加与在外就餐的频率有关，频繁的外出就餐也是痛风发作的诱因之一。

外出应酬时的饮食状况

经常不吃主食

> 菜品普遍高热量，以大鱼大肉的荤菜为主

饮食注意分散

> 一边吃一边忙着交际，吃饭的时候心思不全在吃东西上

导致的结果

蛋白质和脂肪过剩，谷类不足，膳食纤维缺乏，容易热量／人超标，进食过量，易引起肥胖，还可能发生酒精性脂肪肝，甚至引发"三高"等慢性病

对策

减少不必要的应酬
学会点餐技巧

掌握一些点餐技巧

1　多点蔬菜、菌藻类、豆制品，减少肉类、海鲜类菜品的比例。

2　优先选择凉拌、蒸煮、白灼、清炒、清炖、烤箱烤等烹调方式，不点或少点熏、煎、炸类的食物。

3　主食多选含粗粮、豆类的，比如杂粮包、荷叶饼、玉米饼等，尽量不要点加油、盐、糖的主食，比如葱花酥饼、炒粉、麻团。主食要提前上，别放到最后吃。

4　喝酒要限量，并且要进食一些食物后再喝，不要空腹饮酒。

5　应酬之后的几天内，尽量清淡饮食，多吃蔬菜水果和粗粮豆类，以促进脂肪代谢，调整肠胃。

第三章

放心食材巧搭配
吃好三餐，远离痛风

谷薯类，提供碳水化合物，吃够量促进尿酸排出

增加全谷物，预防肥胖降尿酸，每顿一拳头的量

全谷物富含膳食纤维，适量食用不仅不会导致肥胖，还有助于控制体重，从而避免尿酸代谢障碍。按照每天所需碳水化合物占总摄入量的50%～65%计算，体重为60～70千克的成年人，每餐都需要1～1.5碗（份）米饭或者1～1.5个（份）馒头。

手掌法则，一看就懂每餐吃多少主食

80克馒头（50克面粉）

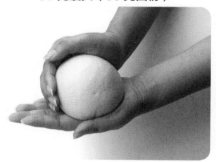

一个手掌可以托住，五指可以抓起的馒头，约80克

110克米饭（50克大米）

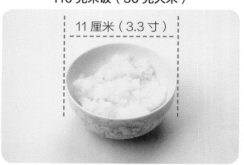

11厘米（3.3寸）碗口半碗米饭 =110克

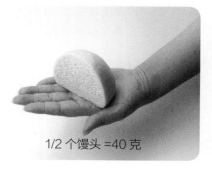

1/2个馒头 =40克

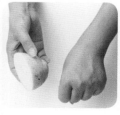

成人拳头大小的土豆 =100克

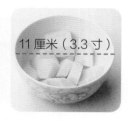

生土豆去皮切块后，标准碗大半碗 =100克

痛风三餐，至少一餐用全谷、杂豆，排出更多尿酸

全谷食物指脱壳后没有精制的粮食种子，大多数粗粮都属于全谷食物，如糙米、黑米、小米、燕麦等。而杂豆是除了大豆以外的其他豆类，如红豆、绿豆、芸豆等。

全谷杂豆保留了天然谷类的全部营养成分，能提供更多的 B 族维生素、膳食纤维和植物化学物，有助于痛风患者排出更多尿酸。在每天的主食中至少一餐用全谷物，如早餐吃小米粥、燕麦粥、八宝粥等，午餐和晚餐吃小麦面粉中混合玉米粉或者选用全麦粉的主食；白米中放一把糙米、燕麦等（全谷物 1/4~1/3）来烹制米饭，不仅营养丰富还可以提高蛋白质的互补和利用。

薯类巧应用

土豆和红薯经蒸、煮或烤后，可直接作为主食食用，也可以切块放入大米中经烹煮后食用，可降低便秘的风险。

痛风患者如何吃面食

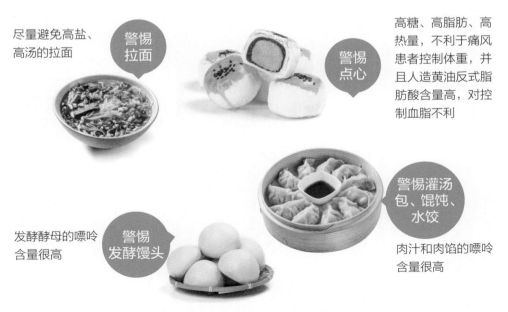

尽量避免高盐、高汤的拉面

警惕拉面

高糖、高脂肪、高热量，不利于痛风患者控制体重，并且人造黄油反式脂肪酸含量高，对控制血脂不利

警惕点心

警惕灌汤包、馄饨、水饺

肉汁和肉馅的嘌呤含量很高

发酵酵母的嘌呤含量很高

警惕发酵馒头

最好选择非发酵性面食，如手擀面条、烙饼等

59

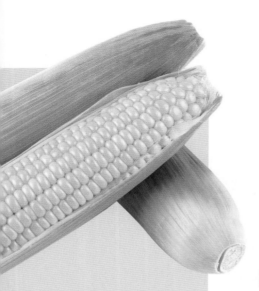

玉米
利尿除湿，避免体内尿酸沉积

降尿酸原理

玉米含有膳食纤维、蛋白质、磷、淀粉、钾、B 族维生素等营养物质，能为痛风患者提供优质植物蛋白。中医认为，玉米须有利尿作用，可促进尿酸的排泄。

三餐营养搭配

玉米 + 鸡蛋
健脾，降胆固醇

玉米 + 洋葱
降压降脂，通便排毒

三餐健康吃法

1. 榨汁：玉米性平、味甘，早餐榨汁饮用，营养好吸收，促排尿酸。

2. 做汤：可搭配鸡蛋做汤，其低嘌呤的特点不仅有利于痛风的防治，而高蛋白质的特点更可降低痛风患者合并高血压、糖尿病和心脑血管疾病的风险。

3. 三餐皆可煮、炒：煮玉米棒、用玉米粒炒菜。

玉米汁

 早 午

材料 玉米300克。

调料 冰糖少许。

做法

1 新鲜玉米洗净，搓粒，放入豆浆机，加适量清水。

2 选择豆浆按钮，煮好后放适量冰糖，搅拌均匀即可。

营养小贴士
玉米汁中含有丰富的不饱和脂肪酸和亚油酸，有助于降血脂和保护血管。

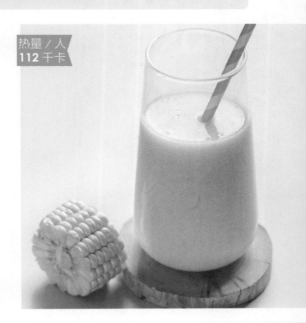

热量／人
112 千卡

玉米鸡蛋汤

晚

材料 玉米粒100克，鸡蛋60克。

调料 盐适量。

做法

1 玉米粒洗净，用榨汁机打成玉米蓉；鸡蛋取蛋液打散。

2 锅中放清水，煮沸后放玉米蓉不停搅拌。煮沸后，淋入蛋黄液，出锅前加盐即可。

营养小贴士
玉米胚芽中富含维生素 E，可降低血液中的胆固醇浓度。

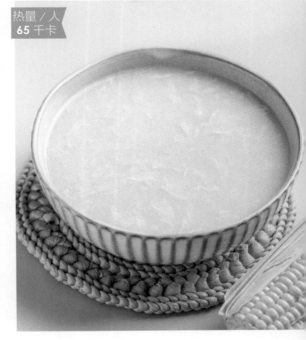

热量／人
65 千卡

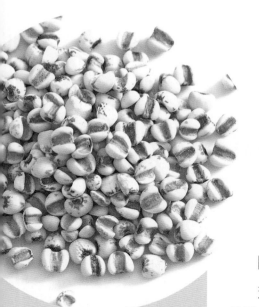

薏米
利尿，消肿，镇痛

热量及主要营养素

（每 100 克含量）

热量·············361 千卡
碳水化合物·····71.1 克
钾·················238 毫克
磷·················217 毫克
镁·················88 毫克
嘌呤含量········15 毫克

推荐用量

每日宜吃 60 克

降尿酸关键词

膳食纤维、钾

降尿酸最佳吃法

煮饭、粥、汤

降尿酸原理

薏米所含的成分具有利尿作用，能促进尿酸的排泄。薏米还可以通过祛湿通络、通利关节，能够有效缓解关节活动受限的症状。所以，不论是痛风急性期还是缓解期，都可以经常食用薏米。

三餐营养搭配

薏米 + 南瓜
利尿消肿，降血压

薏米 + 猕猴桃
润肤美容，通淋利尿

三餐健康吃法

1 薏米适合煮饭或熬粥，不适合单独吃。痛风患者可用薏米加山药、百合等煲汤食用，或在大米中加入一把薏米一同煮粥食用。

2 薏米较坚韧，难以煮熟，煮之前需用水浸泡 2 ～ 3 小时。

南瓜薏米饭

材料 南瓜300克，薏米150克，大米100克。

做法 ················

1 南瓜洗净，去皮去子，再切成小丁；薏米洗净，浸泡 3 小时，煮熟；大米洗净。

2 将大米、熟薏米、南瓜丁和适量沸水放入电饭锅中，按下"煮饭"键，至电饭锅提示米饭蒸好即可。

> **营养小贴士** 🔍
> 南瓜富含碳水化合物、果胶，可保护胃肠道黏膜免受粗糙食物刺激。

热量/人
319 千卡

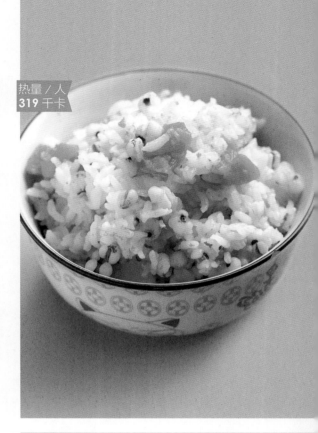

薏米猕猴桃汁

材料 猕猴桃200克，薏米50克。

做法 ················

1 薏米浸泡 3 小时，洗净备用；猕猴桃去皮，切大块。

2 泡好的薏米加水煮开后小火慢煮，煮完后将薏米水滤出放凉。

3 将薏米水和猕猴桃块放进搅拌机里榨汁即可。

> **营养小贴士** 🔍
> 猕猴桃和薏米都具有利尿作用，搭配食用，不仅营养上互相补充，而且还能生津解热，提高人体免疫力。

热量/人
101 千卡

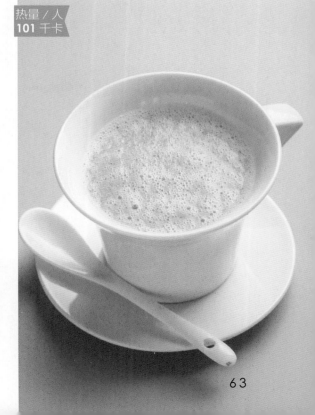

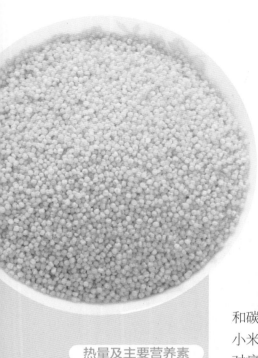

小米
富含钾，调节尿酸代谢

热量及主要营养素

（每100克含量）

热量…………361 千卡
碳水化合物……75.1 克
钾……………284 毫克
磷……………229 毫克
镁……………107 毫克
嘌呤含量………20 毫克

推荐用量
每日宜吃 50 克

降尿酸关键词
钾

降尿酸最佳吃法
蒸、煮

降尿酸原理

小米含有多种维生素、矿物质、蛋白质、脂肪和碳水化合物等成分，营养价值高。值得一提的是，小米具有含钾高、含钠低的特点，钾有利尿作用，对痛风患者十分有益。小米富含膳食纤维，进食后能使人很快产生饱腹感，尽快促进尿酸的排出。

三餐营养搭配

小米 + 黄豆
清热利尿，调脂降压

小米 + 红薯
保护眼睛，减脂

三餐健康吃法

1 可煮粥：可添加红薯、莲子或红小豆，红薯助消化，莲子固肾，红小豆利尿，这些都有利于痛风的防治。早餐也可食用小米粉制作的糕点配合粥类、豆浆等同食。

2 可蒸饭：完全用小米制作米饭口感粗糙，同时也不易于消化。高尿酸血症或痛风患者可以用大米加小米，以自己感觉合适的比例搭配制作二米饭。

小米红薯粥

材料 小米150克，红薯200克。

做法

1 红薯洗净，切成小块，小米淘洗干净。

2 锅中加清水，放入红薯块，大火烧开后转中火煮至八成熟。把小米放进锅里，再煮 20 ～ 30 分钟后，到微黏稠时即可。

营养小贴士 🔖
红薯皮富含大量的膳食纤维和维生素，可助消化。只是蒸红薯时一定要蒸熟，这是因为高温能破坏红薯中的氧化酶，缓解食后出现的腹胀、胃灼热、打嗝、泛酸等不适感。

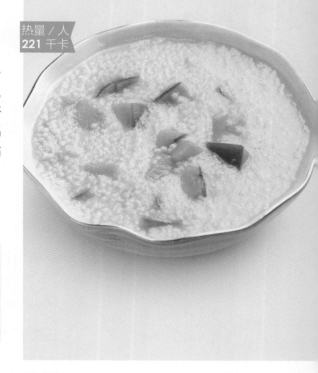

热量/人
221 千卡

小米面发糕

材料 小米面200克，黄豆面50克，酵母适量。

做法

1 将小米面、黄豆面和适量酵母用温水和成较软的面团，醒发 20 分钟。

2 将面团整形放在蒸笼中二次醒发，起锅放水，蒸笼置于锅上，大火将水烧开，转小火蒸半小时至熟，取出放凉，切小块即可。

营养小贴士 🔖
黄豆含优质蛋白质、不饱和脂肪酸和钙。可降低血中胆固醇和甘油三酯。小米搭配黄豆有助于加速新陈代谢，还能预防脂肪沉积在血管壁内。

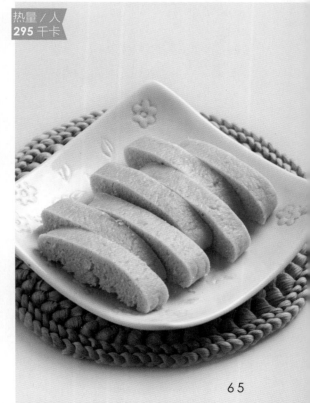

热量/人
295 千卡

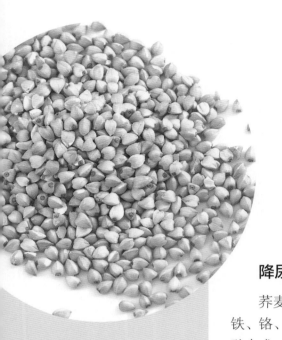

荞麦
有助于痛风患者调节血糖

降尿酸原理

荞麦含蛋白质、膳食纤维、淀粉、钙、磷、钾、铁、铬、镁及 B 族维生素等营养成分，可以减少尿酸合成，间接降低体内尿酸水平。

三餐营养搭配

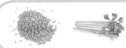

荞麦 + 芹菜
利尿，消食

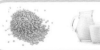

荞麦 + 牛奶
清热消肿，降压

三餐健康吃法

1 三餐做主食。用荞麦粉与少量其他五谷粉类或芹菜一起做成面条、饼、馒头等主食食用。荞麦煎饼松软、口感好；用肉末和黄瓜拌荞麦面条，清爽不腻，容易消化。

2 冲饮。将苦荞炒制后，用沸水冲泡，长期饮用能防痛风。

热量及主要营养素

（每 100 克含量）

热量…………337 千卡
碳水化合物………73 克
钾…………401 毫克
磷…………297 毫克
镁…………258 毫克
嘌呤含量…………34 毫克

推荐用量
每日宜吃 50 克

降尿酸关键词
膳食纤维、钾

降尿酸最佳吃法
煮

荞麦芹菜饼

材料 荞麦面200克，芹菜100克。

调料 盐、胡椒粉各适量。

做法

1 荞麦面用水拌成糊状；芹菜择洗干净，切碎。

2 把切碎的芹菜放入荞麦面糊中，放入盐和胡椒粉拌匀。

3 锅中放油，待热后放入荞麦面糊，摊平并适时翻动，至两面微黄香熟即可。

营养小贴士

荞麦可健肠胃、益气血，芹菜具有调节血压、健胃、利尿等功效。

热量／人
232 千卡

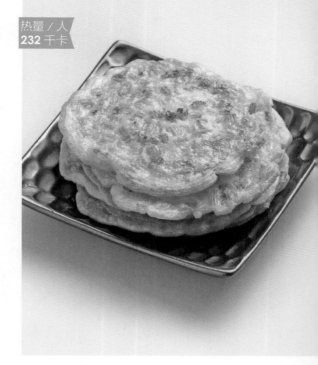

牛奶荞麦饮

晚

材料 荞麦100克，牛奶300克，鸡蛋60克。

做法

1 荞麦洗净，沥干，放入锅中炒至香脆，取出用破壁机打成末，放碗中备用。

2 将鸡蛋打入碗内，淋入沸水，烫成蛋花备用。

3 将热好的牛奶倒入碗中，放入荞麦末、蛋花搅匀即可。

营养小贴士

炒荞麦时，一定要不断翻炒，当大部分麦子变成金黄色，颗粒变饱满时关火单独放凉即可。

热量／人
205 千卡

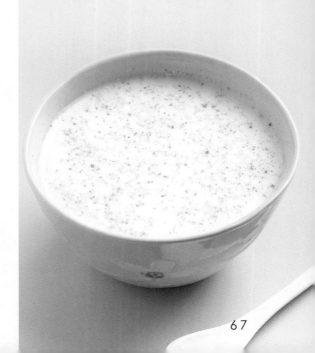

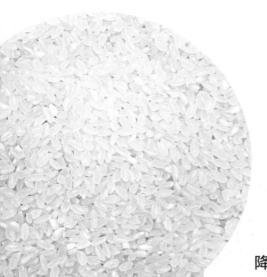

大米
促进尿酸排出

降尿酸原理

大米含碳水化合物、蛋白质、脂肪、B族维生素、铁、磷等营养成分。其所含碳水化合物可为机体快速提供热量，并可促进尿酸排出。

三餐营养搭配

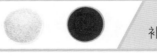

大米 + 黑芝麻
补肾益气，保护心血管

大米 + 小米
消食利膈，消肿胀

三餐健康吃法

1 早晚做粥：建议添加黑芝麻做黑芝麻大米粥，黑芝麻具有固本的功效，有助于排尿，防痛风。

2 中午蒸饭：一般可添加少量小米，小米有利尿的作用，还可以健脾助消化，二者搭配是痛风不错的选择。

热量及主要营养素

（每100克含量）

热量…………346 千卡
碳水化合物…… 77.2 克
钾…………… 112 毫克
磷………… 112 毫克
镁………… 31 毫克
嘌呤含量……… 44 毫克

推荐用量
每日宜吃 50~100 克

降尿酸关键词
钾

降尿酸最佳吃法
蒸、煮

黑芝麻大米粥　（早）

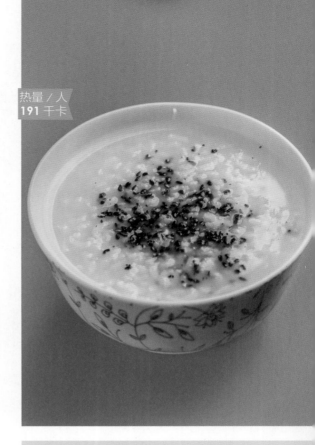

热量／人
191 千卡

材料　大米150克，黑芝麻10克。

做法

1　黑芝麻洗净，炒香，碾碎备用；大米洗净。

2　砂锅置火上，倒入适量清水大火烧开，加大米煮沸，转小火煮至八成熟，放入芝麻碎拌匀，继续熬煮至米烂粥稠。

营养小贴士
黑芝麻连皮一起吃不容易消化，压碎后不仅有助于香气的散发，更有助于吸收。

二米饭　（午）（晚）

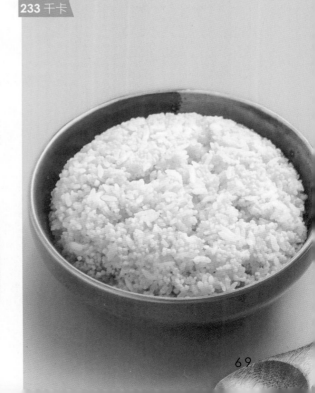

热量／人
233 千卡

材料　大米150克，小米50克。

做法

1　大米、小米淘洗干净。

2　在电饭锅中加入适量清水，放入大米和小米，按下"煮饭"键，跳键后不要马上开盖，再闷一会儿更佳。

营养小贴士
清洗大米、小米时，建议不要淘洗超过3遍，淘洗时可用筷子、勺子轻轻搅拌，不要用手大力搓洗。清洗过度会导致米中的水溶性维生素流失，营养价值大打折扣。

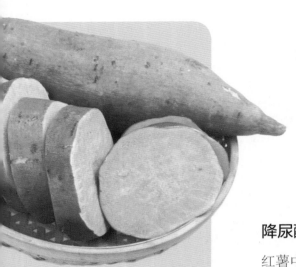

红薯
调理痛风合并肥胖

降尿酸原理

红薯中含有大量的膳食纤维、维生素 C、钾，有利于痛风患者排出尿酸。

三餐营养搭配

红薯 + 玉米
降压降脂，通便

红薯 + 南瓜
预防高尿酸血症

三餐健康吃法

1. 适合煮粥：红薯宜与大米、小米、玉米面等一起煮成粥。

2. 中晚餐蒸饭或炒食：红薯饭会提高饱腹感、减少热量吸收；红薯与土豆都是富含淀粉的食物，两者在吃法上有一些相通之处，土豆的很多做法也很适合于红薯，如清炒红薯丝、红薯丁炒饭等。

3. 三餐皆可蒸食：但要注意减少一天中其他主食的量。

热量及主要营养素

（每100克含量）

热量	61 千卡
碳水化合物	15.3 克
胡萝卜素	750 微克
维生素 C	4 毫克
钾	88 毫克
嘌呤含量	12 毫克

推荐用量

每日宜吃 50 ~ 100 克

降尿酸关键词

膳食纤维、钾

降尿酸最佳吃法

煮、蒸

红薯玉米粥 早

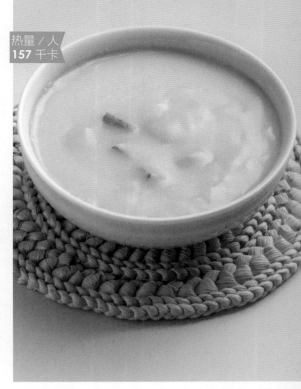

热量／人
157 千卡

材料 红薯200克，玉米面100克。

做法

1 将红薯洗净后，切成丁状备用；玉米面用水调成稀糊状。

2 将红薯丁倒入锅中，加入适量清水，大火煮沸，煮沸后转小火煮 20 分钟，用勺子轻轻搅动，至红薯软烂。

3 往锅中加入玉米面糊，边加边搅动，以使玉米面充分拌入红薯粥中，继续小火煮 10 分钟左右，至玉米面熟透，与红薯丁充分混匀即可关火。

营养小贴士

红薯中含有的赖氨酸有促进体内新陈代谢，增强免疫力的功能。玉米中的维生素B_6、烟酸等成分，具有刺激胃肠蠕动、加速排便的作用，可防治便秘。

蒸红薯 午 晚

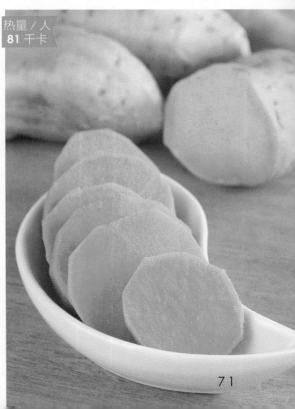

热量／人
81 千卡

材料 红薯400克。

做法

1 红薯洗净备用。

2 锅中放入凉水，将红薯片放入蒸笼，开大火蒸 10 分钟后，改用小火蒸 10 分钟，再大火蒸到红薯可以轻松插入筷子即可。

营养小贴士

蒸红薯时，先大火蒸至半熟，之后再小火蒸至熟透。这样的火候变化可以给红薯一个糖分转化的时间，蒸出的红薯格外香甜。

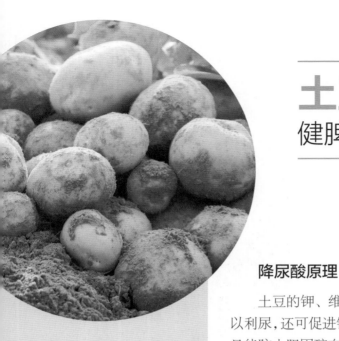

土豆
健脾益气，利尿

降尿酸原理

土豆的钾、维生素 C 含量较高。钾离子不仅可以利尿，还可促进钠离子排出、扩张血管、降低血压，且能防止胆固醇在动脉沉积，保护血管。

三餐营养搭配

土豆 + 鸡蛋
预防心脑血管疾病，排毒

土豆 + 柿子椒
健脾益气，利尿消肿

三餐健康吃法

1　三餐皆宜炒、蒸、煮、做汤：加醋清炒是比较健康的做法。

2　可用 1/3 的土豆泥和鸡蛋碎混合，做成三明治吃。

3　可搭配柿子椒炒制。血糖偏高的痛风患者要特别注意，烹饪时尽量切大块。此外，土豆含淀粉较多，食用时要适当减少主食量。

热量及主要营养素

（每 100 克含量）

热量…………81 千卡
碳水化合物……17.8 克
钾…………347 毫克
磷…………46 毫克
维生素 C……14 毫克
嘌呤含量……13 毫克

推荐用量
每日宜吃 100～200 克

降尿酸关键词
钾

降尿酸最佳吃法
煮、蒸、炒

鸡蛋土豆泥三明治 早 午

热量/人 256 千卡

材料 粗粮吐司3片（约150克），土豆100克，鸡蛋60克，火腿50克。

调料 盐、黑胡椒各适量。

做法

1 鸡蛋和土豆洗净，分别煮熟。鸡蛋剥皮，捣碎；火腿切片压碎；土豆捣碎。

2 一半土豆碎和火腿碎拌匀，放少许黑胡椒；另一半土豆和鸡蛋碎拌匀，放少许盐和黑胡椒。

3 取三片吐司，夹层分别涂两种泥，做好切开即可。

营养小贴士 🔖
土豆切好后不要用水泡，可避免其中的维生素 C、钾、镁等营养成分流失。

热量/人 93 千卡

土豆片炒柿子椒 晚

材料 土豆300克，柿子椒200克。

调料 盐、酱油各适量。

做法

1 所有食材洗净，土豆去皮，切片；柿子椒去子，切片备用。

2 锅烧热，放少许油，放入土豆片翻炒2分钟，倒一些清水焖1分钟。

3 放入柿子椒片翻炒，放盐、酱油调味，进行简单翻炒即可出锅。

营养小贴士 🔖
土豆中含有较多碳水化合物，如果炒菜中放了较多的土豆，吃的时候可以适当减少主食的摄入量。

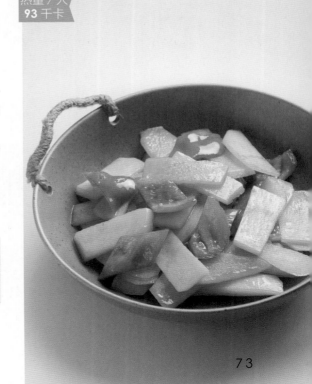

蔬菜类，提供膳食纤维，增强身体代谢力

蔬菜利尿排尿酸，每天至少 5 种

　　蔬菜大多属低嘌呤食材，富含维生素及膳食纤维，能够促进尿酸排出。根据《中国居民膳食指南（2022）》推荐，成人每天摄入蔬菜量不少于 300 克，其中新鲜深色蔬菜应占 1/2，深色蔬菜指深绿色、红色、橘红色和紫红色蔬菜，具有营养优势，尤其富含 β - 胡萝卜素，是维生素 A 的主要来源。蔬菜营养素和植物化学物种类各不同，因此，挑选和购买时要多变换，每天达到 3 ~ 5 种。

手掌法则，一看就懂每餐吃多少蔬菜

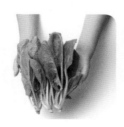
双手捧菠菜（约3棵）≈ 100 克

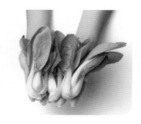
双手捧油菜（约3棵）≈ 100 克

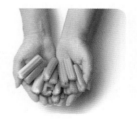
双手捧芹菜段≈ 100 克

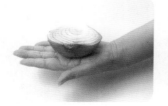
手心托半个洋葱 ≈ 80 克

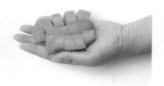
单手捧的胡萝卜块 ≈ 70 克

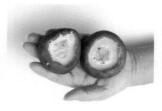
手掌放两朵鲜香菇 ≈ 50 克

优选蔬菜做加餐，弥补痛风三餐蔬菜吃不足

对于痛风患者来说，适当控制其他饮食，并以蔬菜来代替，是值得大力推荐的。我们每天需要的维生素 C 几乎全部来自蔬菜和水果，维生素 C 能降低血液中的尿酸水平，所以多从蔬菜中摄取维生素 C，可降低发生痛风的风险。

一日三餐的副菜和汤中，多加入一些叶类蔬菜，也可选用一些可生吃的蔬菜作为加餐，如番茄、黄瓜、生菜等。

痛风患者吃蔬菜 5 口诀

1 量够种类不能少：每天吃 5 种以上蔬菜，每顿不要少于 200 克。

2 少吃碳水化合物含量高的蔬菜：土豆、芋头、山药、南瓜等碳水化合物含量高。在吃这类蔬菜时，要相应减少主食的摄入量。

3 最好凉拌：蔬菜含有较多的类胡萝卜素、维生素 C 及多种抗氧化成分，煎炸等高温烹调方式会导致营养成分被分解破坏。对一些根茎类蔬菜，也可以选择蒸、煮的方式烹调。炒制时，最好大火快炒，能更好地保留其营养价值。

4 控制油量，兼顾美味：痛风人群每天的食用油摄入量应控制在 25 ~ 30克，在炒完菜后最好将油控一下再装盘，像吸油较少的柿子椒、豆角、荸荠、莴笋这类蔬菜，就非常适合这种方法。

5 草酸高的蔬菜焯水：有一些蔬菜富含草酸，比如苋菜、菠菜、甜菜，而草酸会减少尿酸排泄，因此食用前需要焯水减少草酸，将蔬菜放在沸水中，焯 1 分钟可除去 80% 以上的草酸。

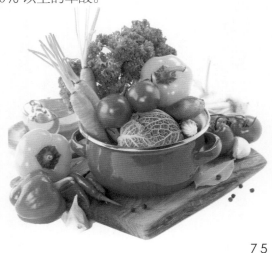

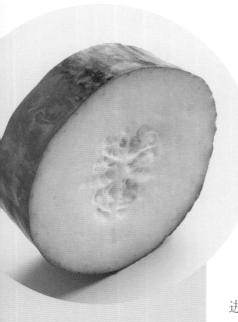

冬瓜
利小便，促进尿酸排出

降尿酸原理

冬瓜的含水量居众菜之首，高达 96%，具有促进尿酸排出、降压、消肿的功效。

三餐营养搭配

冬瓜 + 猪瘦肉
利尿消肿，去火

冬瓜 + 番茄
清热利尿，降糖控压

三餐健康吃法

1　三餐皆宜蒸、煮、炒：痛风患者适合把冬瓜煮着吃或清蒸，早、晚餐食用更佳。

2　餐前喝汤：餐前可喝碗冬瓜汤（冬瓜连皮 30～60 克，做汤，常饮用可减轻体重，降低血脂），餐后半小时可吃些水果，且以带酸味的为佳，这样有助于消食、去脂。

热量及主要营养素

（每 100 克含量）

热量	10 千卡
水分	97 克
维生素 C	16 毫克
钾	57 毫克
钙	12 毫克
嘌呤含量	1 毫克

推荐用量

每日宜吃 100 克

降尿酸关键词

钾

降尿酸最佳吃法

蒸、炒、煮

冬瓜瘦肉海带汤 早 午

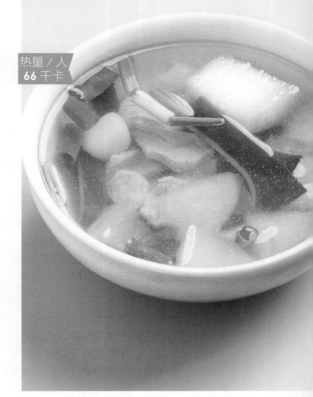

热量／人
66 千卡

材料 冬瓜300克，水发海带150克，猪瘦肉100克。

调料 盐、葱段各适量。

做法

1 冬瓜洗净，去皮、瓤，切块；海带泡软洗净，切条；猪瘦肉切片，焯水。

2 锅内倒适量清水，放入冬瓜块、海带条、猪瘦肉片煮沸，撒上葱段，放盐调味即可。

営养小贴士

冬瓜非常适合与肉类一起做汤，味道鲜美。注意煮汤时少用肥肉，不要放太多的盐。

微波茄汁冬瓜 晚

热量／人
13 千卡

材料 冬瓜300克，番茄1个（200克）。

调料 盐、姜丝各适量。

做法

1 冬瓜洗净，去皮，切片；番茄洗净切片备用。

2 将适量盐溶解于少许纯净水中。

3 冬瓜片放在微波器皿中，在冬瓜片缝隙间摆好番茄片，撒姜丝，淋上少许盐水，覆盖保鲜膜，扎几个小孔，大火微波10～12分钟即可。

営养小贴士

番茄含维生素C，能促进新陈代谢，有助于阻止体内脂肪的堆积，适合肥胖的痛风患者食用。

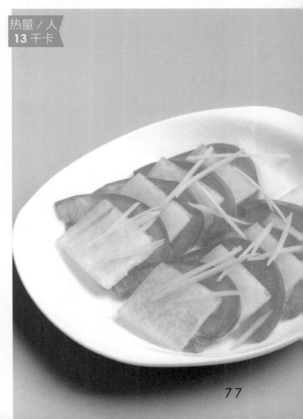

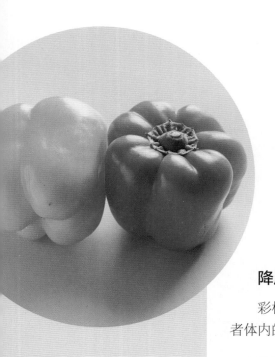

彩椒
加速新陈代谢

热量及主要营养素

（每 100 克含量）

热量……………26 千卡
膳食纤维…………3 克
维生素 C……104 毫克
钾…………………278 毫克
胡萝卜素………794 微克
嘌呤含量…………6 毫克

推荐用量

每日宜吃 80 ~ 100 克

降尿酸关键词

维生素 C、钾

降尿酸最佳吃法

凉拌、炒

降尿酸原理

彩椒含有丰富的维生素 C，有助于降低痛风患者体内的尿酸含量。

三餐营养搭配

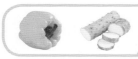

彩椒 + 山药
补铁补血，开胃

彩椒 + 豌豆
利尿消肿，防便秘

三餐健康吃法

1 将彩椒切成条凉拌可以减少烹调油的用量，并能保护维生素 C 不受损失，以预防体内尿酸升高。

2 早、午餐用彩椒搭配时蔬炒着吃，不仅可使菜品的颜色更加漂亮，还可以摄入更多种类的蔬菜，使食物多样化。

彩椒炒山药

材料 山药300克，红彩椒、黄彩椒各100克。

调料 葱花、盐各适量。

做法

1 山药去皮洗净，斜刀切片；红彩椒、黄彩椒洗净，切成小片备用。

2 锅内放水，烧开，将山药片焯烫至熟。

3 起锅烧油，放葱花爆香，倒入彩椒片翻炒均匀，至彩椒外皮稍发皱，倒入焯过的山药片翻炒，出锅前调入盐炒匀后即可。

营养小贴士 🔎
山药焯水时间不宜过长，且焯水后再炒，可以减少吸油量。

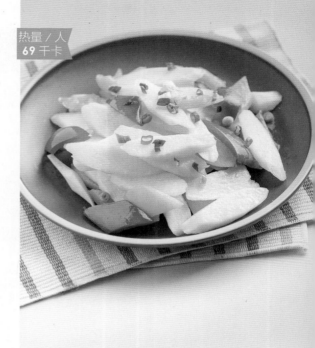

热量/人
69千卡

腰果彩椒沙拉

热量/人
63千卡

材料 红彩椒、黄彩椒各150克，原味腰果20克，豌豆100克，酸奶适量。

做法

1 红彩椒、黄彩椒洗净，去子，切片。豌豆取豌豆仁，洗净。

2 锅里倒入清水煮开，把切好的彩椒片放下去焯一下，用漏勺捞出，放入冰水里浸泡凉透。豌豆仁放入沸水里，焯水至变色，同样放入冰水中浸泡凉透。彩椒、豌豆完全凉透后，倒入漏勺里，沥干多余水分，备用。

3 腰果放烤箱，用190℃烘烤5分钟复脆，取出放凉并切碎。把酸奶与沥干多余水分的食材混合，再放上腰果碎即可。

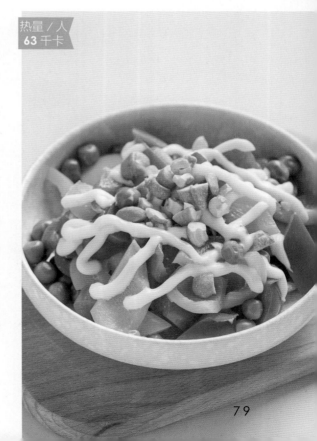

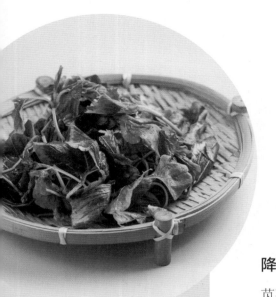

苋菜
通利小便，增强体质

降尿酸原理

苋菜是一种低嘌呤食物，且含有丰富的维生素C和钾，能够促进体内尿酸的排出，有利水消肿的功效。

三餐营养搭配

苋菜 + 白芝麻
清热解毒，利尿通便

苋菜 + 大蒜
通利小便，调脂控糖

三餐健康吃法

1 三餐皆宜凉拌、快炒：苋菜焯烫后，加坚果碎、蒜蓉、芝麻等一起凉拌后食用，口感清爽。

2 苋菜可与鸡蛋、豆腐、肉类等一起炒制，也可单独清炒，清炒后有一股特殊的香味，而且可消肿利尿。

热量及主要营养素

（每100克含量）

热量⋯⋯⋯⋯35千卡

钾⋯⋯⋯⋯⋯207毫克

镁⋯⋯⋯⋯⋯119毫克

维生素C⋯⋯⋯47毫克

铁⋯⋯⋯⋯⋯5毫克

嘌呤含量⋯⋯⋯9毫克

推荐用量

每日宜吃100～150克

降尿酸关键词

钾

降尿酸最佳吃法

凉拌、煮、炒

凉拌苋菜 早

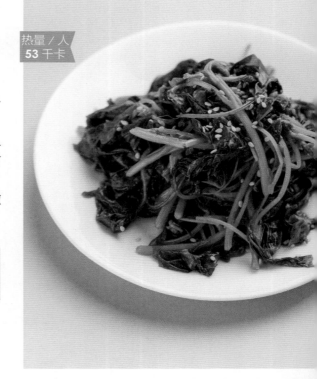

热量／人
53 千卡

材料 苋菜450克，白芝麻少许。

调料 盐适量。

做法

1 苋菜洗净。

2 起锅烧水，水开后加点盐和油，放入苋菜焯一下（掌握在半分钟之内，时间长了就不好吃了），捞出。

3 放凉白开中过凉，从中间切一刀，撒上白芝麻、盐拌匀即可。

营养小贴士

苋菜中维生素 C、钙、铁等营养元素含量丰富，常吃有助于清热解毒，利尿通便。

热量／人
53 千卡

炒苋菜 午 晚

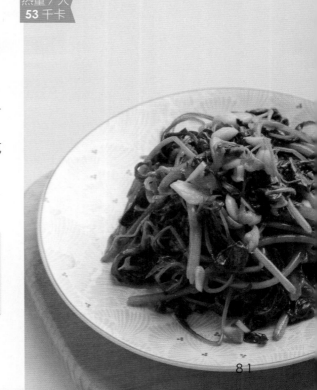

材料 苋菜450克。

调料 盐2克，蒜碎5克。

做法

1 苋菜洗净，中间切一刀。

2 锅中放油烧热，下蒜碎爆香，放入苋菜段翻炒，出锅前加盐炒匀即可。

营养小贴士

叶菜中的维生素 C 怕高温，烹调时温度过高或加热时间过长，维生素 C 会被大量破坏。用大火快炒可减少维生素 C 的损失，还能保证口感脆爽。

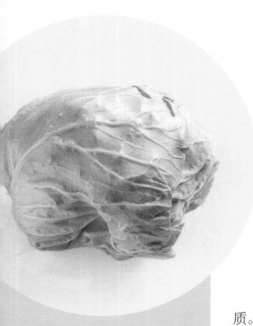

圆白菜
强筋壮骨，清热利尿

降尿酸原理

圆白菜富含膳食纤维，可帮助人体排出有害物质。圆白菜还富含钾，有利尿作用。

三餐营养搭配

圆白菜 + 牛肉
调脂降压，补虚开胃

圆白菜 + 鸡蛋
降胆固醇，利尿

三餐健康吃法

三餐皆宜炒、熘、烩、凉拌：这几种烹调方法都可将圆白菜做成美味佳肴。烹调时宜急火快炒，不宜用煮焯、浸烫后挤汁等方法，以免营养素流失。

热量及主要营养素

（每100克含量）

热量	24 千卡
膳食纤维	1 克
维生素 C	40 克
钾	124 毫克
钙	49 毫克
嘌呤含量	10 毫克

推荐用量

每日宜吃 100 克

降尿酸关键词

维生素 C、钾

降尿酸最佳吃法

凉拌、炒、蒸

圆白菜鸡蛋饼

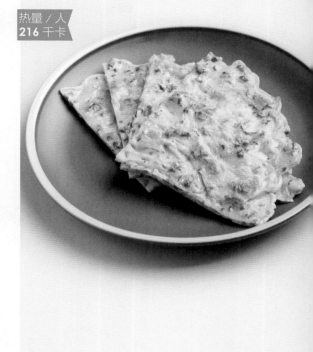

热量/人
216 千卡

材料 圆白菜、中筋面粉各100克，玉米面、熟牛肉各30克，鸡蛋60克。

调料 盐2克。

做法

1　圆白菜洗净，撕成小片；熟牛肉切丁。

2　中筋麦粉中加入鸡蛋液、圆白菜片、熟牛肉丁、盐和适量水，搅拌成糊状。

3　不粘锅中加入少许油烧至微热时，倒入面糊，摊至薄厚均匀，待饼四周微微翘起即煎另一面，一直煎到两面金黄即可。

营养小贴士 🖊

圆白菜富含维生素C和膳食纤维，有缓急止痛、清热利尿等作用。但圆白菜存放时间过长维生素C会被破坏，所以最好现买现吃。

热量/人
24 千卡

手撕圆白菜

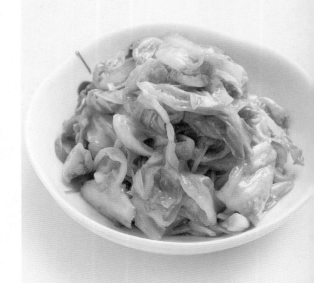

材料 圆白菜300克。

调料 蒜碎、葱丝、盐各适量。

做法

1　圆白菜洗净，用手撕成片。

2　锅中放油烧热，下葱丝、蒜碎煸出香味，放入圆白菜片，炒软后加盐，翻炒均匀即可出锅。

营养小贴士 🖊

手撕菜能保留更多营养元素且更易入味。

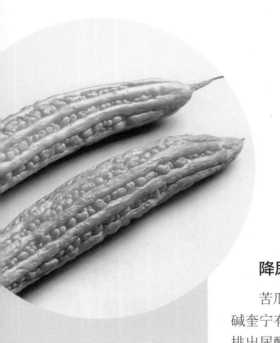

苦瓜
帮痛风患者消肿止痛

降尿酸原理

　　苦瓜属于低脂肪、低嘌呤食物，其所含的生物碱奎宁有杀菌、消炎退热的功效，有助于痛风患者排出尿酸、消肿退热。苦瓜中还含有丰富的维生素C，有助于保护血管。

三餐营养搭配

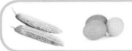

苦瓜 + 鸡蛋
清热解暑，健胃促食

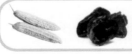

苦瓜 + 木耳
保护心脑血管健康

三餐健康吃法

1　早餐榨汁、烙饼：苦瓜榨汁时，如果怕太苦，可加入柠檬汁，既能调整口味，还能稳定餐后血糖，预防痛风合并糖尿病。

2　三餐皆宜清炒、凉拌：苦瓜宜急火快炒，不宜长时间炖煮；若感觉味苦、难下咽，可加点醋。

热量及主要营养素

（每100克含量）

热量	22 千卡
维生素 C	56 毫克
胡萝卜素	100 微克
钾	256 毫克
钙	14 毫克
嘌呤含量	12 毫克

推荐用量
每日宜吃 50 ～ 100 克

降尿酸关键词
钾、维生素 C、膳食纤维

降尿酸最佳吃法
凉拌、清炒、烙饼

苦瓜煎蛋

热量／人
80 千卡

材料 鸡蛋120克，苦瓜300克。

调料 葱末、盐、胡椒粉各适量。

做法

1 苦瓜洗净，去子，切丁，焯水；鸡蛋打散；将两者混匀，加葱末、盐和胡椒粉调匀。

2 锅置火上，倒入油烧至六成热，倒入调好的蛋液，煎至两面金黄即可。

营养小贴士

苦瓜含生物碱类物质奎宁，有利尿活血、消炎退热、清心明目的功效。搭配鸡蛋，可以给痛风患者补充营养。

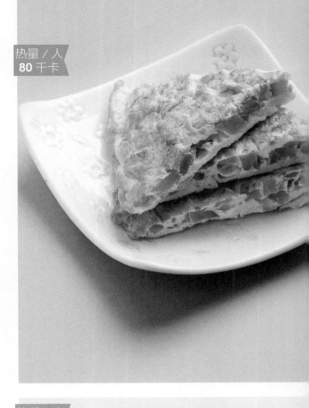

热量／人
22 千卡

凉拌苦瓜

材料 苦瓜300克。

调料 盐、花椒各适量，香油少许。

做法

1 苦瓜洗净，去子，切片，放凉白开中泡30分钟，捞出，焯熟，沥干。

2 锅置火上，放油烧热，放入花椒爆香，将炸好的花椒油淋在焯好的苦瓜片上，加盐、香油拌匀即可。

营养小贴士

苦瓜的草酸含量比较高，易与体内的钙结合后形成草酸钙，所以吃前焯一下会大大减少草酸含量。焯时水里放点盐，颜色会更绿。

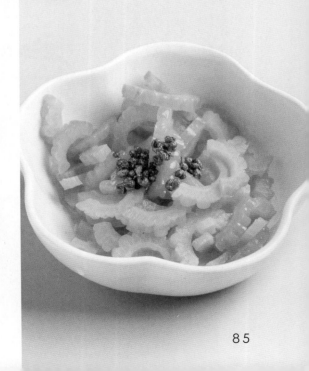

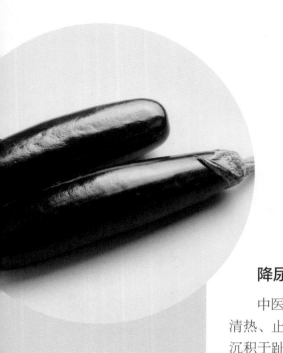

茄子
活血消肿，祛风通络

降尿酸原理

中医认为，茄子性凉、味甘，有利尿、活血化瘀、清热、止痛消肿等功效。对于痛风患者来说，尿酸沉积于趾关节，容易形成红肿热痛的症状，适当摄入茄子，可辅助缓解症状。

三餐营养搭配

茄子 + 大蒜
解毒利尿，护心降压

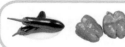

茄子 + 柿子椒
降胆固醇，护肤

三餐健康吃法

1　三餐都可蒸吃：茄子皮富含花青素，水煮后会流失，所以烹饪茄子时不要水煮太久，最好选择隔水蒸熟食用。

2　早餐做馅：茄子容易吸油，为减少用油量，可切成丁，放少量油做馅食用。

茄子馅包子

材料 茄子300克，面粉400克，酵母少许。

调料 葱花、姜末、盐各少许。

做法

1 面粉放入和面盆，温水中放适量酵母调匀，倒入面粉中，搅成絮状，再和成光滑面团，醒发至原来的 2 倍大。

2 茄子去皮，切成小丁，放少许盐，挤出多余水分，放葱花、姜末、盐调成包子馅。

3 发好的面再次揉成面团，下剂，擀成包子皮，放上馅，包成包子，锅中水烧开，包子上锅蒸 15 分钟即可。

> **营养小贴士** 🖊
> 茄子有利尿、活血消肿、祛风通络、清热止痛的功效，且其嘌呤含量低，适合痛风患者食用。

热量／人
491 千卡

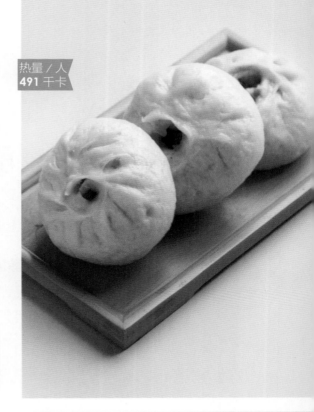

热量／人
31 千卡

蒜蓉蒸茄子

材料 茄子400克。

调料 盐、葱花、蒜末、红辣椒丁各适量。

做法

1 将茄子洗净，从中间剖开，放入盘中。

2 锅内倒油烧热，放蒜末、红辣椒丁、葱花爆香，加入盐调味制成酱汁。

3 将爆香的酱汁浇在茄子上，放入蒸笼中，大火蒸 10 分钟后取出即可。

> **营养小贴士** 🖊
> 茄子炒着吃吸油，不利于养生，茄子蒸着吃更健康，既美味又营养。

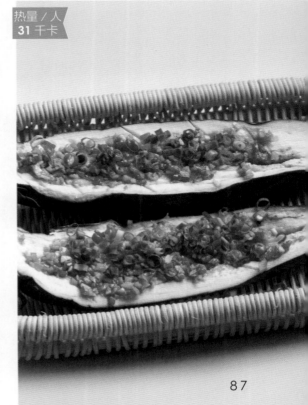

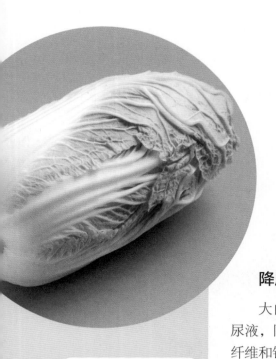

白菜
清热利尿，促进尿酸排出

降尿酸原理

大白菜中含有多种维生素和矿物质，能够碱化尿液，同时大白菜能量很低，含有维生素 C、膳食纤维和钾等，均有利于控制尿酸。

三餐营养搭配

大白菜 + 豆腐
降胆固醇，清热润肺

大白菜 + 土豆
健脾补肾，通利肠胃

三餐健康吃法

1 白菜宜急火快炒，不宜用煮焯、浸烫后挤汁等方法，以免维生素 C 流失。

2 晚餐烹饪白菜时，适当放点醋，有利于人体对营养的吸收。

3 白菜配豆腐，可帮助降低血脂，预防痛风并发高脂血症。

白菜炖豆腐

材料 白菜300克，豆腐250克。

调料 葱段、姜片各少许，盐适量。

做法

1 上述食材洗净，白菜、豆腐分别切块。

2 锅中放油烧热，放入葱段、姜片炒香，放入白菜片翻炒片刻，然后加入清水，水没过白菜片，同时加入切好的豆腐块，大火炖10分钟后加适量盐即可。

营养小贴士 🔖
大白菜是我国北方最家常的蔬菜，价格便宜，易于保存，做法多样。高尿酸血症和痛风患者多吃大白菜，有助于控制体重和减少嘌呤摄入。

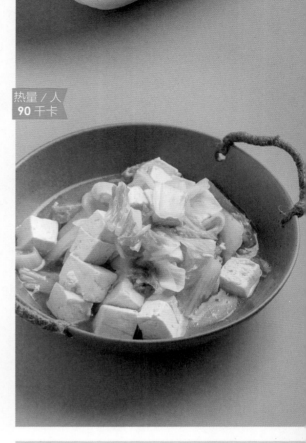

热量／人
90 千卡

热量／人
20 千卡

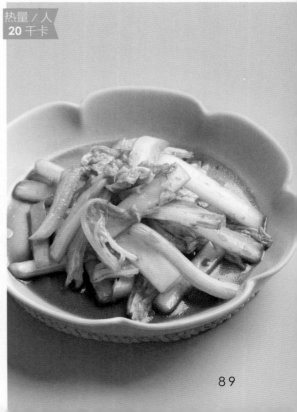

醋熘白菜

材料 白菜300克。

调料 醋、盐、葱花、花椒各适量。

做法

1 白菜洗净，切段。

2 锅内倒油烧热，下花椒、葱花炸至表面变黑，捞出，放白菜段翻炒至熟，出锅前加醋、盐调味即可。

营养小贴士 🔖
炒白菜放点醋，有助于其中钙、铁元素的吸收。

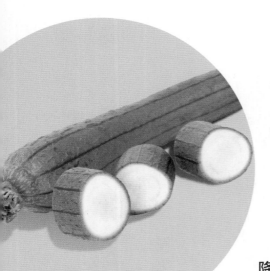

丝瓜

通经络，减少尿酸盐沉积

降尿酸原理

中医认为，丝瓜具有活血、凉血、通络、解毒、消炎等功效，有助于痛风患者预防红肿热痛等炎症症状。现代营养学认为，丝瓜含有皂苷类物质，具有一定的利尿作用，可以帮助痛风患者排出尿酸。

三餐营养搭配

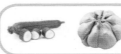

丝瓜 + 木耳
清热解毒，滋阴润燥

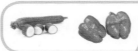

丝瓜 + 番茄
清热利尿，降压护心

三餐健康吃法

1 可用丝瓜叶、丝瓜络煮水喝，能帮助痛风患者活血通络，改善血液循环，并对骨关节具有保护作用。

2 早、午餐适合用丝瓜搭配木耳炒食，烹调时应注意尽量保持清淡，少放油，且烹煮时不宜加酱油或豆瓣酱等口味较重的酱料，以免抢味。

热量及主要营养素

（每100克含量）

热量…………20 千卡
维生素 C………4 毫克
胡萝卜素……155 微克
钾……………121 毫克
钙……………37 毫克
嘌呤含量………14 毫克

推荐用量

每日宜吃100 ~ 150克

降尿酸关键词

皂苷类物质

降尿酸最佳吃法

煲汤、炒、蒸

木耳烩丝瓜

材料 丝瓜300克，水发木耳150克。

调料 盐、水淀粉各适量。

做法

1 丝瓜洗净，去皮和蒂，切成滚刀块；水发木耳择洗干净，撕成小朵。

2 炒锅置火上，倒入适量油，待油温烧至七成热。

3 倒入丝瓜块和处理好的木耳翻炒至熟，用盐调味，水淀粉勾芡即可。

营养小贴士 🥄

木耳有益气强身、滋肾养胃、补气活血等功效，因其含有膳食纤维和植物胶质，还能抗血栓、调节血脂、减脂。

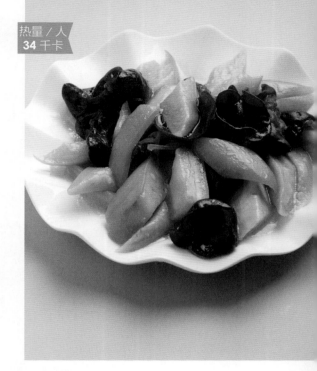

热量/人
34 千卡

蒜蓉蒸丝瓜

材料 丝瓜300克，蒜蓉30克。

调料 葱花、盐各适量。

做法

1 丝瓜洗净，削皮，切段，顶端中间挖浅坑。

2 锅中烧油，下蒜蓉煸炒，加盐炒香后盛出。

3 将炒好的蒜蓉放到丝瓜的浅坑里，把丝瓜盅放入盘中，沸水下锅，隔水蒸6分钟后取出，撒上葱花即可。

营养小贴士 🥄

蒜有抗菌消炎的作用，丝瓜可活血通络、利尿，两者搭配食用有益身体健康。

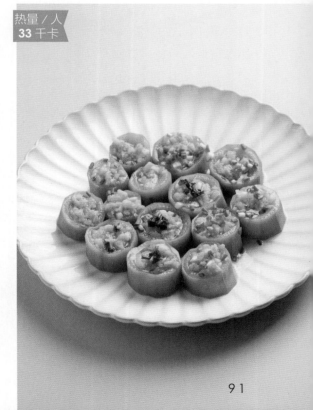

热量/人
33 千卡

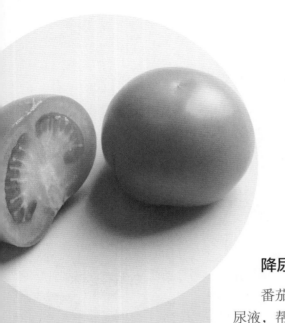

番茄
健胃消食，促进尿酸排泄

降尿酸原理

番茄属于低嘌呤食物，含有丰富的钾，可碱化尿液，帮助利尿，对痛风患者有辅助治疗作用。

三餐营养搭配

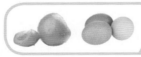

番茄 + 鸡蛋
健胃消食

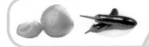

番茄 + 茄子
减脂，利尿，降压调脂

三餐健康吃法

1 **加餐生吃**：番茄生吃更有利于维生素 C 等营养物质的吸收利用。既可以单独用番茄作加餐，也可以与其他食物，如酸奶、饼干等一起食用。

2 **三餐宜炒**：番茄与鸡蛋搭配食用，能美容养颜，并预防痛风合并血脂异常。番茄与茄子搭配食用，有辅助降血压、降血脂、健胃消食的作用。

热量及主要营养素

（每 100 克含量）

热量……………15 千卡
水分……………95 克
胡萝卜素……375 微克
维生素 C……14 毫克
钾………………179 毫克
嘌呤含量………17 毫克

推荐用量

每日宜吃：100 ~ 200 克

降尿酸关键词

胡萝卜素、维生素 C

降尿酸最佳吃法

生吃、凉拌、炒

番茄烩茄丁

早 午

材料 茄子300克，番茄150克。

调料 盐适量。

做法

1 茄子、番茄洗净，茄子去皮、切丁，番茄切丁。

2 锅置火上，倒入适量油烧至六成热，然后放入茄子丁和番茄丁炒熟，出锅前用盐调味即可。

营养小贴士

番茄含有多种有机酸，能促进胃液分泌。番茄和茄丁一同食用可起到清热止血、消肿止痛的功效。

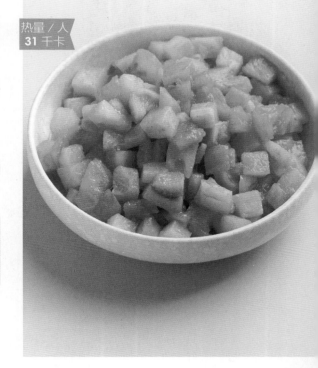

热量／人
31 千卡

热量／人
79 千卡

番茄炒鸡蛋

晚

材料 番茄450克，鸡蛋120克。

调料 盐2克。

做法

1 鸡蛋打散；番茄洗净，去皮，切块。

2 锅内加油烧热，将鸡蛋炒散盛出。

3 另起锅，放少许食用油，倒入番茄块翻炒出沙，加入已炒好的鸡蛋，翻炒均匀，出锅前加盐即可。

营养小贴士

一般来说两个鸡蛋配上两个中等大小的番茄是最好的，番茄少了不够味，番茄多了汁水太多，吃起来蛋香味又不够了。

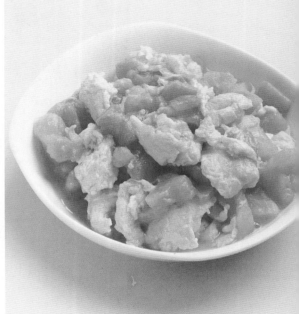

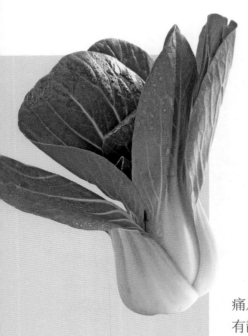

油菜
散血消肿，降血脂

热量及主要营养素

（每100克含量）

热量…………………19 千卡

胡萝卜素……1460 微克

维生素 C…………24 毫克

钾…………………143 毫克

钙…………………191 毫克

嘌呤含量…………17 毫克

推荐用量

每日宜吃 100 克

降尿酸关键词

钾、维生素 C

降尿酸最佳吃法

炒

降尿酸原理

　　油菜中维生素 C 的含量比较丰富，有助于降低痛风患者体内的尿酸水平。另外，中医认为，油菜有散血消肿、清热消毒之功效，可以帮助缓解痛风患者的不适。

三餐营养搭配

油菜 + 鸡蛋
清热解毒，生津止渴

油菜 + 木耳
促进代谢，护肤明目

三餐健康吃法

1　早餐煮粥：小油菜的叶子比较柔软，非常适合煮粥或炒，将切细碎的油菜加入快煮好的大米粥中，不仅可丰富口感，也可增强其防痛风效果。

2　三餐皆宜炒菜：油菜单做或与木耳、瘦肉、鸡蛋一起用大火炝炒食用，都有不错的防痛风效果。

3　痛风患者可以将整棵油菜焯烫后烹饪食用，以减少嘌呤含量。

油菜炒鸡蛋

材料 鸡蛋60克，油菜150克，熟黑芝麻适量。

调料 盐1克。

做法

1 油菜洗净，切段；鸡蛋打散，炒熟盛出备用。

2 锅内倒油烧热，放入油菜段翻炒至熟软，加入鸡蛋炒匀，撒上熟黑芝麻，加盐调味即可。

> **营养小贴士**
> 油菜含有膳食纤维，能与胆酸盐和食物中的胆固醇及甘油三酯结合，从而减少脂类的吸收。

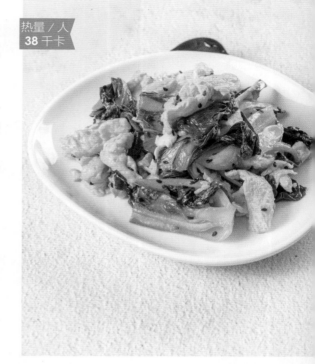

热量／人
38 千卡

热量／人
28 千卡

油菜拌木耳

材料 水发木耳100克，油菜300克。

调料 生抽、白糖、盐各适量。

做法

1 油菜洗净，切段；水发木耳洗净，撕小朵。

2 将油菜段、木耳分别焯熟、沥干，加入生抽、白糖、盐拌匀即可。

> **营养小贴士**
> 当温度较高时，木耳浸泡时间过长会发生变质，滋生细菌、真菌等微生物，可能会导致木耳变质造成食物中毒。

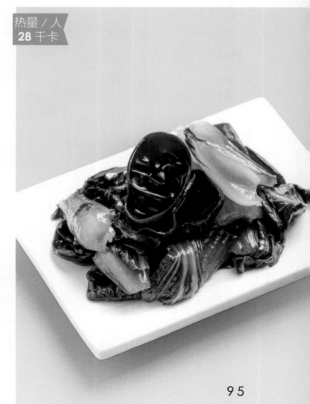

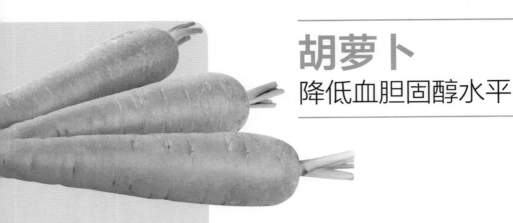

胡萝卜
降低血胆固醇水平

降尿酸原理

中医认为，胡萝卜可以补中气、活血养血、健肠胃、壮元阳、安五脏。痛风患者吃胡萝卜能够增强体力和免疫力，从而达到调理内脏、促进代谢的目的，有助于体内尿酸的排泄。

三餐营养搭配

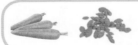

胡萝卜 + 枸杞子
明目，降压，通便

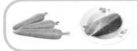

胡萝卜 + 猪瘦肉
降血压，降血脂

三餐健康吃法

1 早午餐宜炒：痛风患者可将胡萝卜切成丝，用油炒，且食用时宜细嚼慢咽。这样能更好地发挥胡萝卜素的解毒作用，从而有助尿酸的排出。

2 晚餐可榨汁：胡萝卜含水溶性膳食纤维素，能增加宿便体积，使其快速排出体外，促代谢。

热量及主要营养素

（每100克含量）

热量…………32千卡
碳水化合物………8克
胡萝卜素…4107微克
维生素C………9毫克
钾……………119毫克
嘌呤含量……17毫克

推荐用量
每日宜吃50～100克

降尿酸关键词
胡萝卜素、钾

降尿酸最佳吃法
炒、凉拌

胡萝卜炒肉丝

材料 胡萝卜300克，猪瘦肉50克。

调料 葱末、姜末、盐各3克。

做法

1 猪瘦肉洗净，切丝；胡萝卜洗净，去皮，切丝。

2 锅中油烧热，爆香葱末、姜末，倒入肉丝、胡萝卜丝炒熟，加盐，翻炒均匀即可。

> **营养小贴士** ✎
> 胡萝卜含有膳食纤维，其在肠道中体积容易膨胀，是肠道中的"充盈物质"，可加强肠道的蠕动，从而通便防癌，排出体内的毒素。

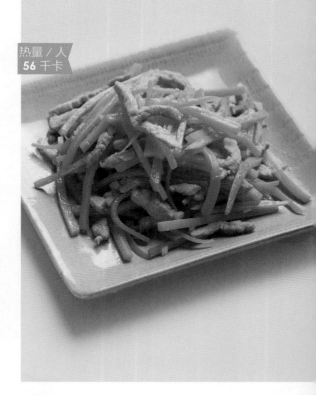

热量／人
56 千卡

热量／人
22 千卡

胡萝卜枸杞子汁 晚

材料 胡萝卜200克，枸杞子10克。

调料 蜂蜜适量。

做法

1 胡萝卜洗净，切丁；枸杞子洗净，泡5分钟。

2 将上述材料和适量饮用水一起放入果汁机中搅打，打好后加入蜂蜜调匀即可。

> **营养小贴士** ✎
> 枸杞子可抗疲劳，保肝，还能调节血液中胆固醇、甘油三酯的水平，与胡萝卜同食，可增强人体免疫力。

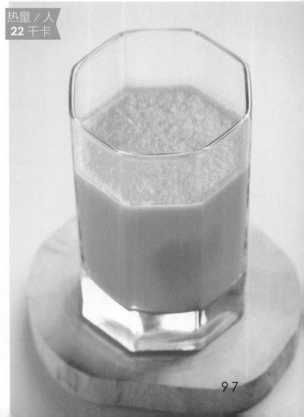

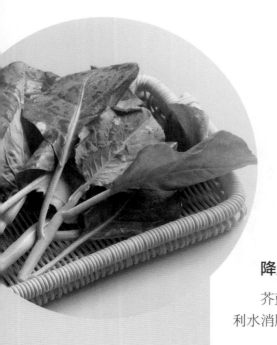

芥蓝
富含膳食纤维，促进肠道蠕动

降尿酸原理

芥蓝中含有有机碱、维生素 C、钾等，有清热、利水消肿的功效。

三餐营养搭配

芥蓝 + 虾仁
促食，补钙

芥蓝 + 山药
降压，补虚

三餐健康吃法

1. 早晚餐做粥、榨汁：芥蓝榨汁口感清爽，也可煮粥食用。

2. 三餐皆可凉拌、炒制：芥蓝凉拌可以最大限度地保存其营养，尤其是伴有高血压、高血脂的患者。炒芥蓝油温不要太高，这样可减少营养流失。

热量及主要营养素

（每100 克含量）

热量 ········· 24 千卡
维生素 C ········· 37 毫克
钙 ········· 121 毫克
钾 ········· 345 毫克
嘌呤含量 ········· 19 毫克

推荐用量

每日宜吃 100 ～ 150 克

降尿酸关键词

维生素 C、钾

降尿酸最佳吃法

凉拌、炒、煮

白灼芥蓝虾仁

材料 芥蓝 400 克，虾仁 50 克。

调料 酱油、白糖、盐、水淀粉各适量，香油少许。

做法

1 芥蓝洗净；虾仁洗净，用盐、水淀粉抓匀，腌渍 10 分钟。

2 锅置火上，倒入清水煮沸，将芥蓝焯至断生后捞出。

3 锅内倒油，烧至六成热，下虾仁滑散后盛出，摆放在焯好的芥蓝上。

4 将酱油、白糖、盐、香油调成白灼汁，倒在虾仁和芥蓝上即可。

> **营养小贴士** 🖊
> 虾肉蛋白质含量比较丰富，且脂肪含量低，是非常健康的食材。芥蓝中含有有机碱，能刺激味觉神经，增进食欲，还可加快胃肠蠕动，有助消化。

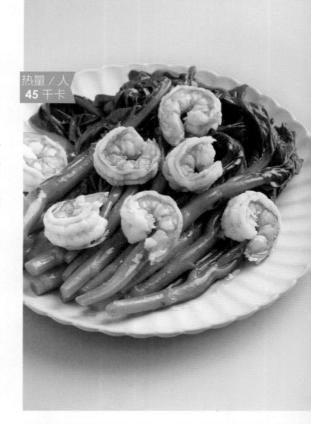

热量／人
45 千卡

山药炒芥蓝 晚

材料 山药300克，芥蓝200克。

调料 盐适量。

做法

1 山药洗净，去皮切丁；芥蓝洗净，用斜刀切成段。

2 水烧沸，把芥蓝段、山药丁放入沸水中焯熟，捞出备用。

3 起锅烧油，倒入焯好的山药丁和芥蓝段，出锅前加入少许盐，翻炒均匀即可。

> **营养小贴士** 🖊
> 山药皮中含有皂角素，黏液中含有植物碱，有些人接触会引发过敏反应（即手痒），故削山药时最好戴上手套。

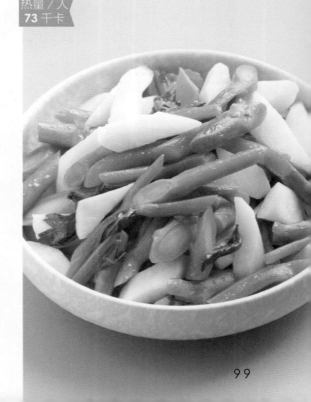

热量／人
73 千卡

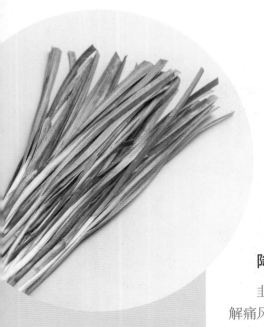

韭菜
降血脂，排出体内毒素

降尿酸原理

韭菜是中嘌呤食物，富含膳食纤维等有益于缓解痛风的营养素。

三餐营养搭配

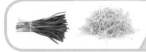

韭菜 + 绿豆芽
利尿通便

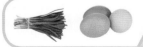

韭菜 + 鸡蛋
降血脂，补气血

三餐健康吃法

1 三餐皆宜炒食，做包子、盒子，包饺子：韭菜常见的烹调方法为炒食、做汤、做馅等。韭菜很容易熟，炒的时候要大火快炒，这样既能减少营养素的破坏，又能保持好口感，更能增强食欲。

2 炒韭菜时最后放盐，除了可减少水溶性维生素 B、维生素 C 等降脂成分的流出，还能降低盐分的吸收，对痛风患者有益。

韭菜拌豆芽　早 午

材料　绿豆芽200克，韭菜150克。

调料　姜末、生抽、醋、盐各适量。

做法

1　绿豆芽洗净掐头、掐尾；韭菜择洗干净，切成段。

2　将韭菜段、绿豆芽焯熟，捞出沥干，放入盐、姜末、生抽、醋拌匀即可。

营养小贴士
焯豆芽和韭菜时，水开后放入，烫1～2分钟立即捞出，可使这道菜保留住口感上的脆爽。

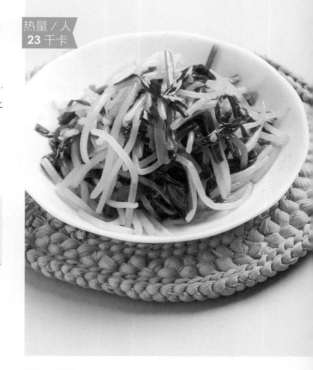

热量/人
23 千卡

热量/人
81 千卡

韭菜煎鸡蛋　晚

材料　鸡蛋120克，韭菜300克。

调料　盐适量。

做法

1　韭菜择洗干净，沥水，切成小段，放入大碗内，磕入鸡蛋，放盐搅匀。

2　锅里倒油烧热，倒入韭菜鸡蛋液炒散。

营养小贴士
韭菜含有硫化合物和挥发油，能降低血压、血脂。炒韭菜时最后放盐，除了可减少水溶性营养成分的流出，还能降低盐分的吸收。

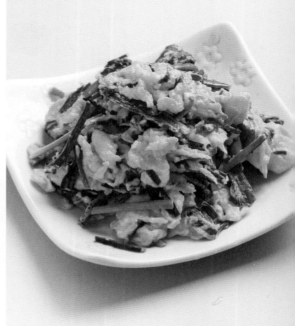

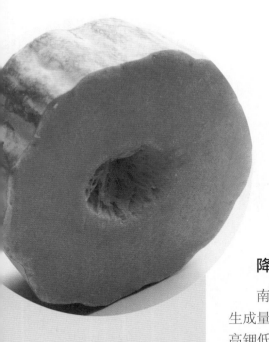

南瓜
高钾低钠，促排尿

降尿酸原理

南瓜嘌呤的含量极少，可以减少尿酸在体内的生成量。同时，南瓜热量低，水分含量相对较高，高钾低钠，既能避免肥胖又能利尿，是痛风患者的良好选择。

三餐营养搭配

南瓜 + 百合
健胃消食，控制血糖

南瓜 + 红薯
降低胆固醇，通便

三餐健康吃法

1 早晚餐做粥：小米和南瓜是绝配，做成粥，利尿效果佳，还可健胃消食、润肺益气、化痰排脓、止咳平喘。

2 中餐蒸食：可以单独蒸，也可以和面粉一起蒸食，会使馒头的味道更香甜、营养更丰富，更适合痛风患者食用。

热量及主要营养素

（每100克含量）

热量	36 千卡
膳食纤维	2.6 克
胡萝卜素	1518 微克
钾	445 毫克
钙	16 毫克
嘌呤含量	29 毫克

推荐用量
每日宜吃 80 克

降尿酸关键词
膳食纤维、钾

降尿酸最佳吃法
蒸、煮

南瓜红薯馒头 早

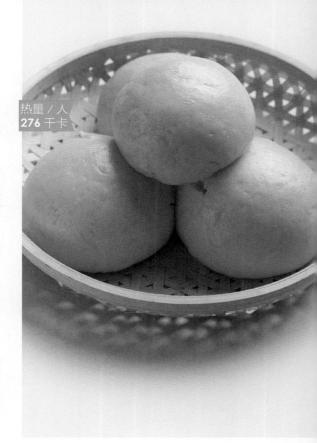

热量／人
276 千卡

材料　南瓜、红薯各100克，面粉200
　　　　克，酵母少许。

做法

1　南瓜洗净，削皮，去子，切成块；红
　薯洗净，削皮切块，与南瓜块一起放
　入蒸锅内蒸熟，压成泥。

2　南瓜红薯泥中加入面粉、酵母一起揉
　成团，醒发至两倍大。

3　上步面团加入适量干面按揉，排出空
　气，做成馒头，二次醒发后，放入蒸
　锅蒸15分钟。

営养小贴士 🖉
南瓜和红薯均富含膳食纤维和钾，搭配食
用能利尿降压，有助于体内尿酸的排出。

百合南瓜 午　晚

热量／人
69 千卡

材料　南瓜300克，鲜百合60克。
调料　白糖适量。

做法

1　南瓜洗净，削皮，去子，切成厚片，
　沿盘边摆好。

2　鲜百合掰成片，洗净沥干，和白糖混
　合均匀，放在南瓜上面。

3　隔水蒸15～20分钟，取出即可。

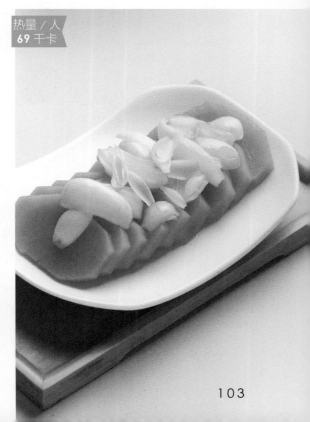

营养小贴士 🖉
南瓜含有丰富的钴，可促进新陈代谢，增
强造血功能，钴还可以参与人体内维生
素B_{12}的合成，是胰岛细胞所必需的微量
元素。

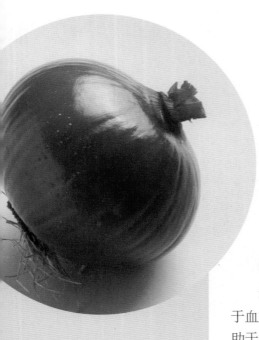

洋葱
祛痰利尿，缓解痛风病情

降尿酸原理

洋葱含有前列腺素 A，前列腺素 A 可直接作用于血管而使血压下降，还有利尿和排钠的作用，有助于痛风患者将体内多余的钠排泄出去。

三餐营养搭配

洋葱 + 鸡蛋
稳定血糖，利尿降压

洋葱 + 木耳
降血脂，减脂

三餐健康吃法

1　三餐宜炒：洋葱炒食能更好地发挥其降血尿酸的功效。搭配鸡蛋，能抑制高脂肪食物引起的胆固醇升高。

2　和洋葱搭配的方法有很多。可将洋葱片和肉块交替穿成肉串，放在明火上烤，洋葱可吸收肉的油脂，并使肉变嫩；用洋葱炒木耳也是很常见的吃法。

洋葱炒鸡蛋

热量／人
53 千卡

材料 鸡蛋60克，洋葱 200 克。

调料 盐 2 克，姜片适量。

做法

1 鸡蛋打散，炒熟后盛出；洋葱洗净，切片。

2 锅内倒油烧热，加姜片爆香，倒入洋葱片翻炒，倒入鸡蛋略炒，加盐调味即可。

营养小贴士

洋葱中特有的含硫化合物搭配鸡蛋可使细胞更好利用糖分，从而调节血糖。洋葱还含有前列腺素，可扩张血管，减少外周血管阻力，促进钠的排泄，使血压下降。

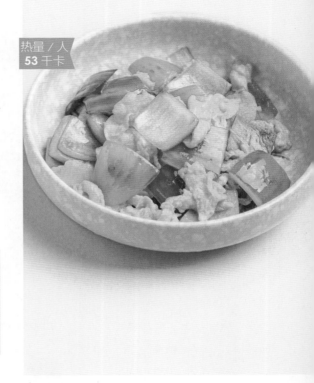

热量／人
54 千卡

洋葱炒木耳 午 晚

材料 水发木耳150克，洋葱300克。

调料 盐、生抽各适量。

做法

1 洋葱剥皮，洗净，切大块；水发木耳洗净，撕成小朵。

2 锅中放油烧热，放入洋葱块和木耳翻炒，炒出香味，加盐、生抽，翻炒片刻即可。

营养小贴士

相关研究显示，洋葱被阳光照射部位的槲皮素含量可增加 8 倍。槲皮素具有降低血压、增强毛细血管抵抗力的作用。

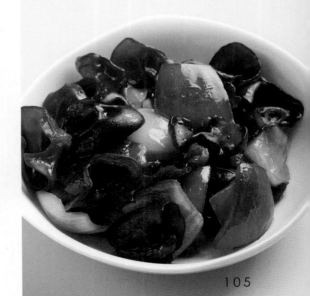

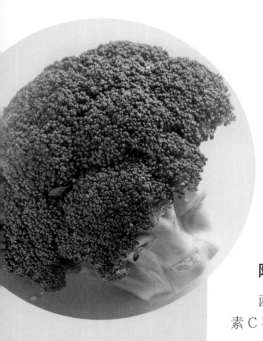

西蓝花
降脂减脂，减少尿酸沉淀

降尿酸原理

西蓝花富含维生素 C、胡萝卜素及叶酸。维生素 C 有助于降低痛风患者体内的尿酸水平。

三餐营养搭配

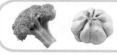

西蓝花 + 大蒜
排毒减脂，利尿降压

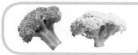

西蓝花 + 菜花
保护心血管

三餐健康吃法

三餐宜凉拌或炒：西蓝花色泽碧绿，特别适合凉拌和清炒。痛风患者可以将西蓝花与不同蔬菜混在一起，如紫甘蓝、番茄、土豆都行，烹饪过程中加入柠檬汁或醋之类的调味品更有利于吸收。

热量及主要营养素

（每 100 克含量）

热量············27 千卡
维生素 C········56 毫克
钾··············179 毫克
胡萝卜素····2920 微克
嘌呤含量········58 毫克

推荐用量
每日宜吃 100~150 克

降尿酸关键词
胡萝卜素、维生素 C

降尿酸最佳吃法
炒、凉拌

蒜蓉西蓝花

材料 西蓝花300克，蒜20克。

调料 盐适量。

做法

1 西蓝花洗净，掰成小朵，焯水后沥干。

2 蒜去皮，洗净，剁为蒜蓉。

3 锅置火上，放油烧热，下蒜蓉爆香。

4 放入焯好的西蓝花炒至变软，加盐调味即可。

> **营养小贴士** 🔑
>
> 西蓝花富含膳食纤维、维生素C，配合蒜中的大蒜素，有助于提高免疫力、降脂减脂，可预防痛风合并血脂异常。

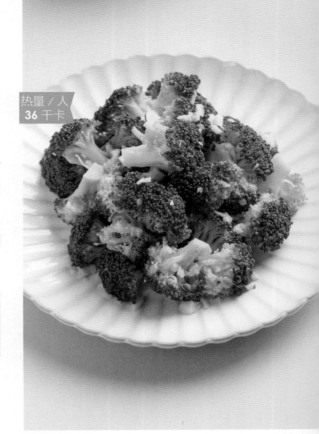

热量/人
36 千卡

热量/人
31 千卡

双色菜花

材料 西蓝花、菜花各200克。

调料 蒜片、盐各适量。

做法

1 西蓝花和菜花洗净，掰成小朵，放入锅中焯水，捞出过凉备用。

2 锅中放油烧热，加蒜片爆香，放入焯好的西蓝花和菜花，加盐，翻炒均匀即可。

> **营养小贴士** 🔑
>
> 菜花切碎后与水的直接接触面积增大，会使其中的水溶性维生素，如维生素C流失，因此先洗后切更有利健康。

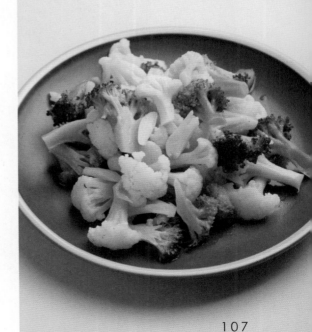

水果类，提供维生素，
巧选择更利尿

水果优选高钾低果糖，一只手能握住的量就够了

吃些高钾水果有助于尿酸排出体外。水果含有的果糖代谢方式和葡萄糖不同，过量食用会增加脂肪合成，影响嘌呤代谢，有的水果果糖含量高，虽然目前主流观点认为水果中的天然果糖对尿酸影响不大，但尚存在争议和疑问，而且过量摄入也会造成糖分过高，所以水果摄入适量就好。

《中国居民膳食指南（2016）》建议每人每天吃水果200～350克。一般来说，成熟度高的水果所含的营养成分要高于未成熟的水果。

手掌法则，一看就懂每天吃多少水果

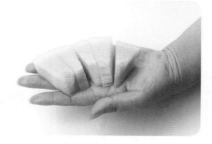

成人单手捧哈密瓜块约80克

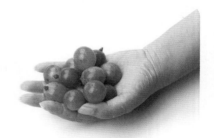

成人单手捧葡萄（14～15颗）约100克

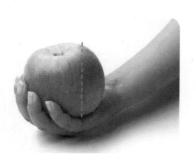

成人一只手可握住的苹果约260克

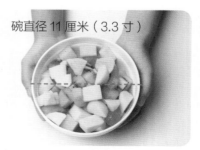

碗直径11厘米（3.3寸）

满满一碗水果块约200克

推荐每餐 1 大杯果蔬汁，促进尿酸排泄

多数新鲜水果含 85% ~ 90% 的水分，是维生素和矿物质的重要来源。用各种水果配合一些蔬菜，如番茄、黄瓜、胡萝卜、芹菜、南瓜等一起食用，可以减少糖分，特别是果糖的摄入。如果不习惯生吃蔬菜，可以每餐饮用 1 大杯果蔬汁以补充机体所需要的营养，帮助尿酸排出体外，这对痛风患者是大有裨益的。

痛风患者如何吃水果

选择含糖量少的水果：

1 少吃含糖量高的水果：荔枝、龙眼、葡萄、菠萝蜜、香蕉、鲜枣、柿子、甘蔗、杨梅、石榴、哈密瓜等。

2 适当吃含糖量低的水果：苹果、草莓、橙子、柠檬、柚子、西瓜、枇杷等。

3 多吃含维生素 C 多的水果，有助于降尿酸：猕猴桃、樱桃、柠檬等。

喝鲜榨果汁，控好量：

鲜榨的果汁嘌呤含量低，而且含有丰富的维生素和矿物质营养素，对于痛风患者病排尿是有帮助的。但鲜榨果汁容易喝多，需要控制摄入量。

果脯类不适合痛风：

果脯类食物腌制的果脯里面增加了很多的糖分，为了改善口感，往往还会增加许多食品添加剂。即使不添加白糖、甜味剂的果干，在蒸发了大部分的水分后，里面的含糖量骤升（糖分通过代谢可以使尿酸水平升高）。比如，新鲜葡萄的含糖量大概有 30%，经过风干后，糖量增加到 80% 以上，远远超出身体正常所需。所以果脯和果干尽量少吃，多吃新鲜水果。

适量生吃"性价比"最高：

生吃水果能最大限度地保证营养物质的吸收。在生吃过程中，膳食纤维所带来的饱腹感可以减少进食量和糖分的摄取，有利于体重的保持。所以对于牙口好、肠胃好的痛风患者来说，生吃水果是最健康的。

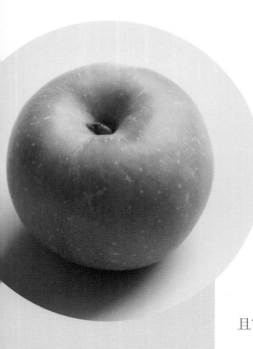

苹果
促进尿酸盐结晶的溶解、排出

热量及主要营养素

（每100克含量）

热量	53 千卡
碳水化合物	13.7 克
钾	83 毫克
磷	7 毫克
胡萝卜素	50 微克
嘌呤含量	1 毫克

推荐用量

每日宜吃 100 ~ 200 克

降尿酸关键词

钾

降尿酸最佳吃法

生食、做沙拉、榨汁

降尿酸原理

苹果被称作"水果之王"，含有多种维生素，且富含钾，能促进尿酸盐结晶的溶解和排出。

三餐营养搭配

苹果 + 燕麦片
保护心脏，减脂

苹果 + 玉米
开胃消食，增强免疫力

三餐健康吃法

1. 早餐宜煮粥：苹果与燕麦片一起煮粥，不仅有助于补钾利尿和预防痛风并发症的发生，不仅健脾补虚，痛风患者可以适当饮用。

2. 加餐生吃：苹果带皮直接吃可以延缓餐后血糖上升速度，对痛风合并糖尿病患者有益。

3. 午晚餐搭配玉米做沙拉：苹果含果糖较多，搭配玉米一起吃，不仅防尿酸堆积，还对牙齿有较强的保护作用，但吃后最好及时漱口刷牙。

苹果麦片粥 早

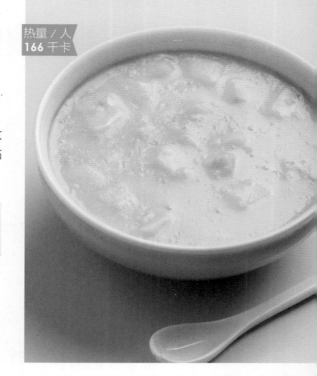

热量／人
166 千卡

材料 燕麦片100克，苹果300克。

调料 蜂蜜适量。

做法

1 苹果洗净，去皮除核，切丁。

2 锅置火上，加水适量，加入燕麦片大火煮沸，放入苹果丁用小火熬煮至黏稠关火，稍凉后加蜂蜜调味即可。

营养小贴士
苹果带皮直接吃可延缓餐后血糖上升速度，对痛风合并糖尿病患者有益。

热量／人
111 千卡

玉米苹果沙拉 午 晚

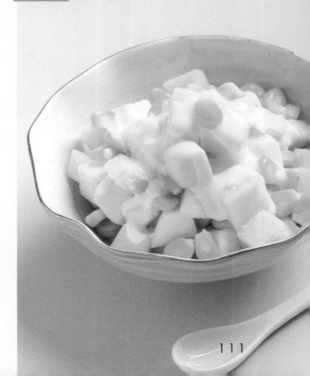

材料 苹果、玉米粒各200克，柠檬半个，酸奶少许。

做法

1 玉米粒洗净，煮熟；柠檬挤汁；将苹果洗净，去皮、核，切成小丁，放入加盐和柠檬汁的冰水中浸泡3～5分钟，沥干备用。

2 将处理好的苹果丁、玉米粒一起放入碗中，加酸奶拌匀即可。

营养小贴士
玉米中含有大量的膳食纤维和镁，能够促进胃肠的蠕动，加速体内废物的排出，有利于减脂。

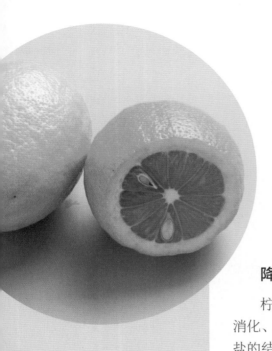

柠檬
加速尿酸排泄，防止肾结石

降尿酸原理

柠檬富含维生素 C 和柠檬酸，能促进造血、助消化、加速伤口愈合。其所含的活性物质能抑制钙盐的结晶，起到预防痛风性肾结石的功效，同时加速尿酸排出，预防尿酸盐的形成。

三餐营养搭配

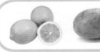

柠檬＋木瓜
消炎、利胆、止痛、助消化

柠檬＋薏米
清热利尿

三餐健康吃法

1. 早餐榨汁：柠檬可提高视力，缓解疲劳，经常熬夜的痛风患者适宜食用；而胃溃疡、胃酸分泌过多的痛风患者不宜食用。

2. 三餐皆宜用之调味：柠檬汁是万能的调味料，可去除肉类、海鲜、鸡蛋的腥味以及洋葱的味道等，不仅可使食物口感更好、色泽更鲜艳，也大大增加了食物的防痛风效果。也可泡水喝，随时泡随时喝。

木瓜柠檬汁 （早）

材料 木瓜300克，柠檬30克。

做法

1 木瓜、柠檬分别洗净，去皮、子，切小块。

2 将备好的食材一同放入榨汁机中，加水搅打成汁后倒入杯中即可。

营养小贴士 🔗
木瓜中含有木瓜酶，能起到消炎、利胆、止痛、助消化的作用。

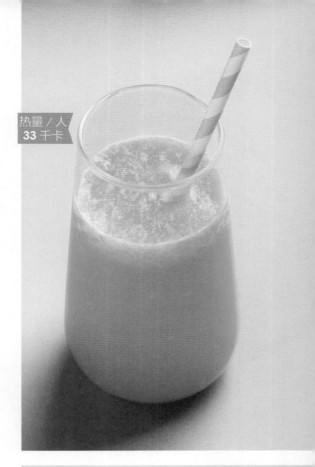

热量／人
33 千卡

热量／人
124 千卡

薏米柠檬水 （午）（晚）

材料 薏米100克，柠檬30克。

做法

1 薏米洗净，浸泡4小时，倒入锅中煮开，转小火熬制1.5小时；柠檬切片。

2 把薏米水倒碗中，放凉后放入切好的柠檬片即可。

营养小贴士 🔗
薏米能增强肾功能，并有清热利尿作用。柠檬中含有大量柠檬酸，能够抑制钙盐结晶，从而阻止肾结石形成。

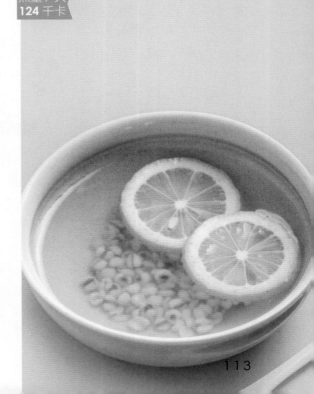

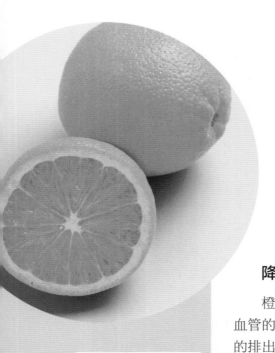

橙子
降血脂，防痛风

降尿酸原理

橙子中芦丁和维生素C含量丰富，可增强毛细血管的弹性。其所含有的果胶可促进人体多余脂类的排出和尿酸盐结晶的溶解、排出，具有降脂和预防痛风发作的作用。

三餐营养搭配

橙子 + 燕麦
促进血液循环

橙子 + 葡萄
增强抵抗力

三餐健康吃法

1　早餐榨汁：鲜橙汁富含维生素和膳食纤维，用来代替大米粥，对控制体重很有帮助，同时对血糖的影响也不大。

2　午餐煮粥：可用橙子、燕麦片、核桃碎、亚麻籽煮粥，富含膳食纤维、维生素，能够提高痛风患者的免疫力。

3　加餐：将橙子头尾切去，用刀从中间将皮切断，展开即食。

葡萄橙汁

早

材料 葡萄200克，橙子150克。

调料 蜂蜜适量。

做法

1 葡萄洗净，切丁；橙子去皮、子，切丁。

2 将备好的食材放入果汁机中，加适量水搅打成果汁，打好后加入蜂蜜调匀即可。

营养小贴士

橙子含有丰富的维生素和矿物质，能促进新陈代谢，增强人体的抵抗力。葡萄能补气血、强筋骨。

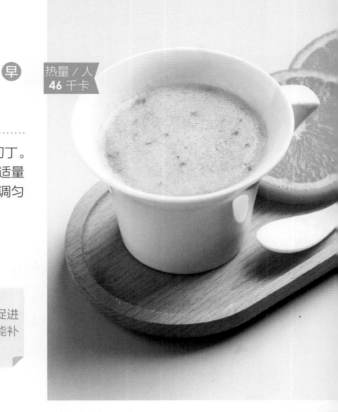

热量／人
46 千卡

橙子燕麦粥

午 晚

材料 燕麦片100克，橙汁400克，核桃碎、亚麻籽各适量。

做法

1 将橙汁、水和燕麦片放在锅中，用中火煮开。

2 煮开后将火调成小火，再煮5分钟，煮的时候需要不时搅拌，以免粘锅。

3 关火后盛入碗中，撒上亚麻籽和核桃碎即可。

营养小贴士

橙子中含有丰富的维生素C和果胶等物质，可帮助排出体内毒素，降低胆固醇，促进血液循环。

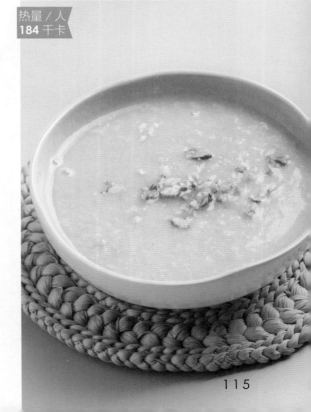

热量／人
184 千卡

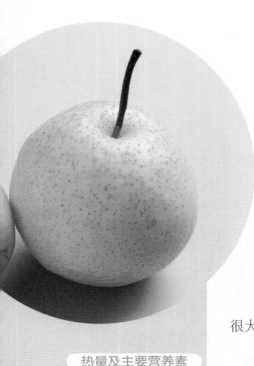

梨
预防痛风性关节炎

降尿酸原理

中医认为，梨能利尿，对预防痛风性关节炎有很大帮助，所以它常作为痛风患者的推荐食材。

三餐营养搭配

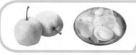

梨 + 百合
助消化、通便

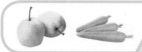

梨 + 胡萝卜
促进尿酸排出

三餐健康吃法

1 早餐榨汁：梨加点低嘌呤的蔬果如胡萝卜、苹果等榨汁，可预防痛风、润肺清心。

2 晚餐做汤或粥：梨肉脆多汁、酸甜可口，搭配百合、莲子等做汤或粥，对痛风性关节炎患者有益。

3 加餐：中医认为，梨皮具有滋肾、清心作用。洗净后生吃即可，宜连皮食用。

热量及主要营养素

（每100克含量）

热量	51 千卡
碳水化合物	13.1 克
膳食纤维	2.6 克
钾	85 毫克
维生素 C	5 毫克
嘌呤含量	5 毫克

推荐用量

每日宜吃 100 克

降尿酸关键词

钾

降尿酸最佳吃法

煮、蒸、榨汁、生食

胡萝卜梨汁

早

材料 胡萝卜100克，雪梨200克。
调料 蜂蜜适量。

做法

1 胡萝卜洗净，切小段；雪梨洗净，去皮、核，切块。

2 将切好的食材一起倒入全自动豆浆机中，加入适量凉白开，按下"果蔬汁"键，搅打均匀后倒入杯中，加入蜂蜜搅匀即可。

营养小贴士
胡萝卜中的维生素和果胶能促进尿酸排出，与梨同食对预防痛风性关节炎有很大帮助。

热量／人 44 千卡

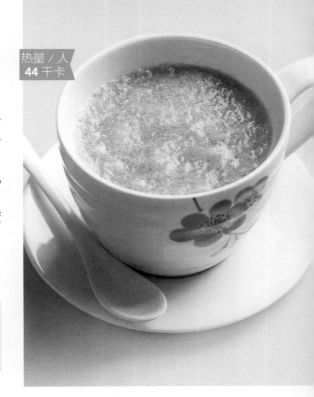

百合炖雪梨

午 晚

热量／人 54 千卡

材料 雪梨250克，干百合10克。
调料 冰糖适量。

做法

1 冰糖加水3.5杯，小火煮10分钟至滚，使其充分化开。

2 干百合洗净，用清水浸泡30分钟，放到沸水中焯3分钟，取出沥干。

3 雪梨洗净，去梨心，连皮切块。

4 把处理好的雪梨块、百合、冰糖水放入锅中小火炖煮1小时。

营养小贴士
雪梨的果胶含量丰富，有助消化、通大便的作用。百合则有滋阴润肺，利尿安神的作用，二者同食可共同利尿，有助于尿酸排出。

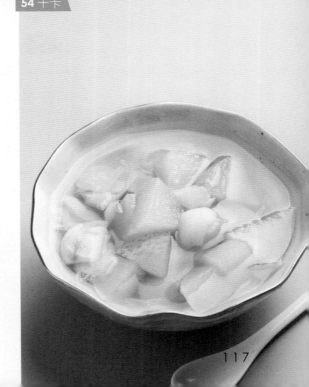

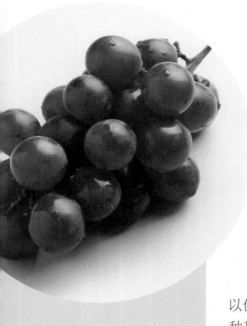

葡萄
清热利尿，助排尿酸

降尿酸原理

葡萄有补气血、利小便、舒筋活血的作用，可以促进新陈代谢，有助于尿酸的排泄。且葡萄是一种基本不含嘌呤的水果，故适合痛风患者食用。

三餐营养搭配

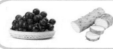

葡萄 + 山药
补血明目，舒筋活血

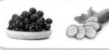

葡萄 + 黄瓜
利尿凉血，滋阴润肺

三餐健康吃法

1 三餐榨汁：葡萄和猕猴桃、柠檬搭配榨汁，能够补充水分，促进尿酸排出，降低血液中的尿酸水平，提高抗病能力，减少急性关节炎反复发作。

2 加餐：将葡萄放盆里，加点面粉，搅拌几下，倒掉脏水，冲洗干净即可。

3 午晚餐可榨汁，浸蒸熟的山药一起吃。

热量及主要营养素

（每 100 克含量）

热量	45 千卡
碳水化合物	10.3 克
维生素 C	4 毫克
钾	127 毫克
胡萝卜素	40 微克
嘌呤含量	8 毫克

推荐用量
每日宜吃 100 克

降尿酸关键词
原花青素、钾

降尿酸最佳吃法
榨汁、生食

葡萄黄瓜汁

材料 黄瓜200克，葡萄100克。

做法

1 黄瓜洗净，切丁；葡萄洗净。

2 将黄瓜丁和葡萄全部放进榨汁机里榨成汁即可。

营养小贴士 🥄

葡萄是一种基本不含嘌呤的水果，非常适合痛风患者食用。和黄瓜同食可以起到排出多余尿酸的作用。

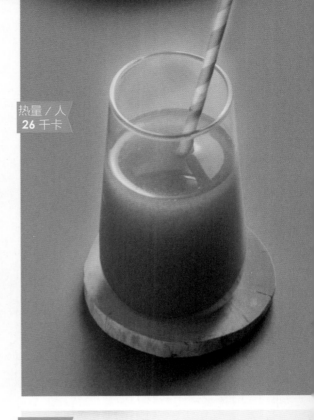

热量/人
26 千卡

葡萄汁浸山药

材料 葡萄200克，山药100克。

调料 蜂蜜、盐各适量。

做法

1 葡萄洗净，沥干水分；山药去皮，洗净，切块。

2 取葡萄放入料理机打成汁，倒入碗中备用；蒸锅加水烧开，放入山药块（最好用锡纸盖好），中火蒸10分钟后放凉。

3 将放凉的山药块倒入有葡萄汁的碗里，加蜂蜜、盐调匀，放入冰箱中冷藏1小时即可。

营养小贴士 🥄

葡萄具有滋补肝肾、养血益气、抗氧化、防衰老的作用，山药具有补肺、滋肾益精功效，二者同食可补虚养身，延缓机体衰老。

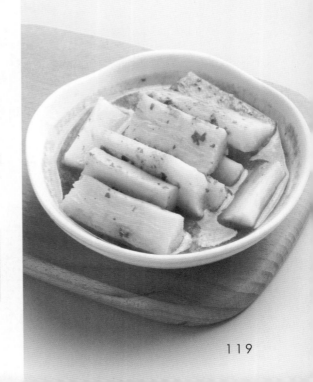

热量/人
49 千卡

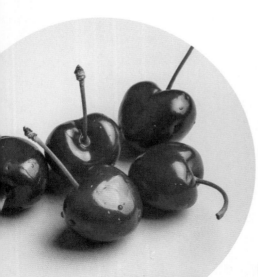

樱桃
缓解痛风性关节炎

降尿酸原理

樱桃里的槲皮素等植物成分能抑制肿瘤生长，花青素则能降低痛风的发病概率。樱桃所含有的抗氧化剂可以促进血液循环，有助于尿酸的排泄，能缓解痛风性关节炎引起的不适。

三餐营养搭配

樱桃 + 苦菊
缓解疼痛

樱桃 + 苹果
促进尿酸排出

三餐健康吃法

1 早晚餐做粥、榨汁：樱桃搭配其他水果或蔬菜，如苹果、香蕉、黄瓜等榨汁，可缓解高尿酸症状。做粥时，可搭配银耳、大米、西米等，可促进体内尿酸、脂质等废弃物的排出。

2 加餐：先用清水洗净，再用淡盐水浸泡15分钟后食用。

热量及主要营养素

（每100克含量）

热量…………46 千卡
胡萝卜素……210 微克
维生素 C ………10 毫克
铁……………0.4 毫克
钾…………232 毫克
嘌呤含量………11 毫克

推荐用量
每日宜吃60 克

降尿酸关键词
钾、维生素 C、膳食纤维

降尿酸最佳吃法
榨汁、生食

樱桃苹果汁

早

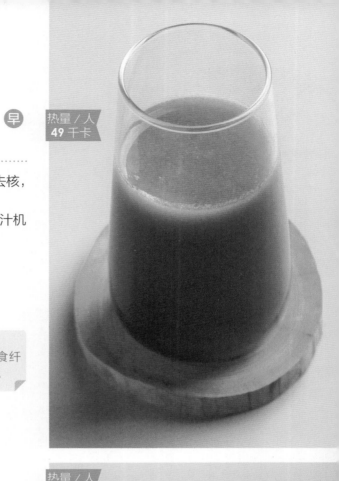

热量/人
49 千卡

材料 樱桃200克，苹果100克。

做法

1 将樱桃洗净，去子；苹果洗净，去核，切块。

2 将处理好的樱桃和苹果块放入榨汁机中，加适量水榨成汁即可。

营养小贴士
樱桃和苹果均富含多种维生素和膳食纤维，一同食用，可有效促进尿酸排出。

热量/人
53 千卡

樱桃蔬菜沙拉

午 晚

材料 樱桃 200 克，苦菊 100 克，红彩椒、黄彩椒各 100 克，酸奶适量。

做法

1 樱桃洗净，去子；苦菊洗干净，切段；红彩椒、黄彩椒洗净，切块。

2 准备好的食材放入盘中，在上面淋上酸奶，拌匀即可。

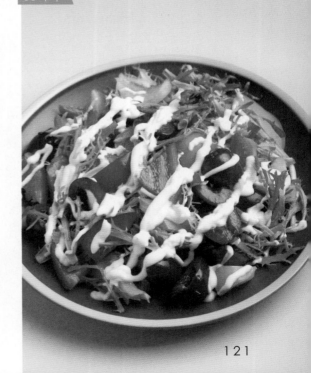

营养小贴士
科学研究发现，樱桃含有一些能缓解炎症的特殊物质，可减轻疼痛。

121

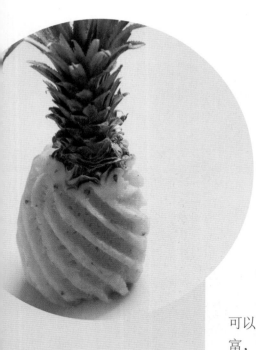

菠萝
富含蛋白酶，促进消化

推荐用量

每日宜吃 100 克

降尿酸关键词

多种分解酶、钾

降尿酸最佳吃法

煮、凉拌、生食

降尿酸原理

中医认为，菠萝具有清热生津、利小便的作用，可以促进尿酸的排泄。现代医学认为，菠萝营养丰富，有促进血液循环的功效，而且富含钾，有助于尿酸盐排出体外。

三餐营养搭配

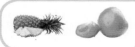

菠萝 + 番茄
促进消化，利尿

菠萝 + 猪瘦肉
补体力，促代谢

三餐健康吃法

1 早餐榨汁、做沙拉：菠萝和番茄搭配能疏通血管，预防心血管疾病；和草莓搭配，能健脾益胃、解暑止渴，比较适合痛风患者食用。

2 午晚餐宜蒸吃：搭配米饭、玉米粒和胡萝卜蒸成菠萝饭，既开胃又促进营养吸收。

3 加餐：吃菠萝前，一定要用盐水泡半小时，以抑制菠萝蛋白酶对口腔黏膜的刺激。

番茄菠萝苹果汁 （早）

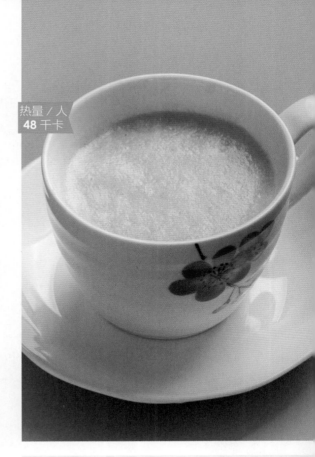

热量／人 48 千卡

材料 菠萝、番茄各150克,苹果100克。

调料 柠檬汁、盐各适量。

做法

1 菠萝洗净,去皮,切块,加入盐水中浸泡30分钟;苹果洗净,去核,切块。

2 将番茄洗净,在表面切一个小口,用沸水烫一下,剥去表皮,切成小块。

3 将处理好的菠萝块、苹果块、番茄块倒入榨汁机中榨汁,榨好后加入柠檬汁拌匀即可。

营养小贴士

番茄有防癌抗癌的作用,搭配苹果和菠萝,不但口感好,防癌抗癌的功能也更强。番茄中的柠檬酸和苹果中的果酸有促进消化和利尿的作用。

菠萝什锦饭 （午）（晚）

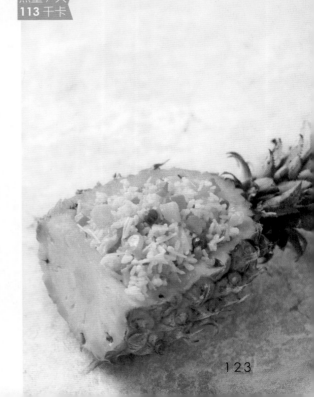

热量／人 113 千卡

材料 菠萝200克,鸡蛋60克,豌豆、玉米粒各20克,金针菇、胡萝卜、洋葱各30克,米饭80克。

调料 盐适量。

做法

1 菠萝洗净,底部切掉,从1/3处切开,挖出菠萝肉,切小块。

2 鸡蛋打散备用;洋葱去老皮,切丁;胡萝卜洗净,去皮,切丁;豌豆、玉米粒分别洗净,焯熟;金针菇洗净,切掉根部,焯熟,切小段。

3 平底锅放油烧热,放入洋葱丁、胡萝卜丁、豌豆、玉米粒、金针菇段翻炒,再倒入米饭炒至略显金黄,倒入菠萝块和鸡蛋液,大火翻炒至鸡蛋凝固,加盐调味,盛到菠萝壳中即可。

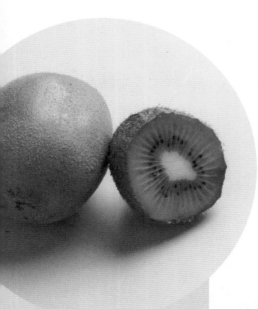

猕猴桃
防止体内尿酸升高

降尿酸原理

猕猴桃被称为"维生素 C 之王"，其所含维生素 C 在人体内利用率高达 94%。维生素 C 有助于预防体内尿酸水平升高。另外，猕猴桃含较多的钾，有利尿通淋的功效，可以促进尿酸的排泄。

三餐营养搭配

猕猴桃 + 酸奶
加速人体新陈代谢

猕猴桃 + 薏米
生津解热

三餐健康吃法

1 早午餐榨汁、做沙拉、凉拌：猕猴桃去皮，直接榨汁；加其他水果做成沙拉就是一道非常好的防痛风小菜。

2 直接食用：猕猴桃是很好的利尿水果，切开后即可食用，注意不要贪多。

3 加餐：以适量的猕猴桃作为加餐，代替点心等甜食，能减少能量摄入，有利于痛风病人控制体重。

薏米猕猴桃汁

材料 猕猴桃200克，薏米50克。

做法

1 薏米浸泡3小时，洗净备用；猕猴桃去皮，切大块。

2 泡好的薏米小火慢煮，煮完后将薏米水滤出放凉。

3 将薏米水和猕猴桃块放进榨汁机里榨汁即可。

> **营养小贴士** 🥄
> 猕猴桃和薏米都具有利尿作用，搭配食用，不仅营养上互相补充，而且还能生津解热，提高免疫力。

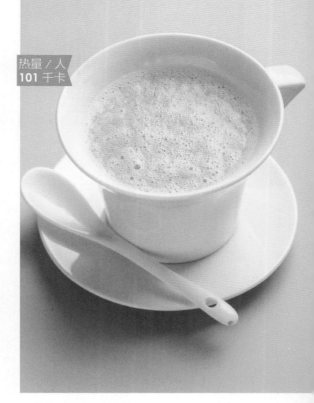

热量／人
101 千卡

热量／人
76 千卡

酸奶猕猴桃沙拉 午 晚

材料 猕猴桃200克，小芒果100克，酸奶100克。

做法

1 猕猴桃去皮，切片；小芒果去皮、核，切丁备用。

2 猕猴桃片摆盘，中间放芒果丁，最后浇上酸奶即可。

> **营养小贴士** 🥄
> 猕猴桃含较多的钾，有利尿，促进尿酸排泄的作用，与酸奶同食可调节肠道益生菌，从而加速人体新陈代谢，提高免疫力。

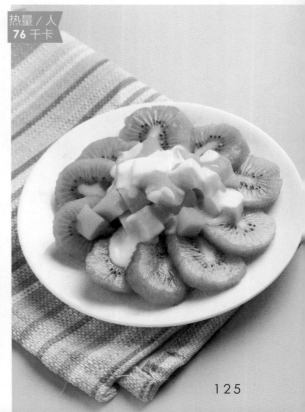

肉、蛋、奶、水产类，提供优质蛋白质，改善免疫功能

每餐一掌肉，吃足了吗

　　鱼、肉、蛋可提供优质蛋白质，其氨基酸的组成更接近人体需要，能为机体提供丰富合理的营养，利用率高。但这类食物热量高，不可过量摄入，以免增加肥胖及痛风的危险。《中国居民膳食指南（2022）》建议每天摄入动物性食物 120~200 克，其中包括每天 1 个鸡蛋，每周至少 2 次水产品。

手掌法则，一看就懂每天吃多少

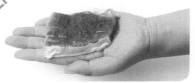

手掌厚度、一掌心的瘦肉 ≈ 50 克

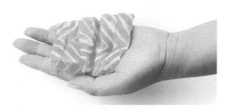

手掌厚度、一掌心的三文鱼 ≈ 50 克

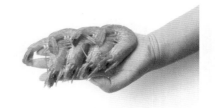

4 只长度与手掌宽度相当的虾 ≈ 80 克

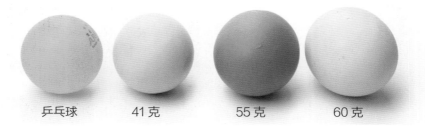

| 乒乓球 | 41 克 | 55 克 | 60 克 |

用豆制品替代一部分鱼、肉

如果在痛风缓解期，可以用豆制品替代一部分鱼和肉，以提供优质蛋白质。植物蛋白可降低高尿酸血症发生的危险，黄豆属于嘌呤含量比较高的食物，但黄豆在制成豆腐、豆腐干的过程中嘌呤会随之大量流失，所以豆制品中的嘌呤含量相对较少。建议痛风患者选择豆制品的顺序是：豆浆→豆腐→豆腐干→整粒豆，摄入量也应按顺序逐渐减少。

痛风患者食用豆制品，正确的做法是用其替代鱼、肉、蛋类食品，蛋白质和嘌呤总量不能增加，不能在吃鱼、肉、蛋之外再加豆制品。

痛风患者如何吃动物性食物

动物性食物不仅嘌呤含量较高，脂肪含量也较高，就连看起来最瘦的猪里脊肉，其中也含有约 8% 的脂肪。痛风患者需要限制热量和脂肪的摄入，在烹调时要想办法为这些肉类做"减法"，让它们的脂肪变少，最起码也要保证不做"加法"。

1 在制作肉类菜肴时，可以先把肉焯一下，捞出，洗净，再制作各种菜品，这样不仅能去除一部分嘌呤，也能减少脂肪含量。

2 用烤箱烧烤肉类，不用放油，就能把其本身含有的油脂烤出来，减脂又美味。需注意，不能用炭烤的方式。

3 大部分鱼类都可以用清蒸的方法，不用额外放油，也不用过多加调料，要保留鱼本身的鲜味。

4 鸡蛋蒸煮着吃，简单省事，不用额外放油，能最大限度保留鸡蛋中的营养成分。

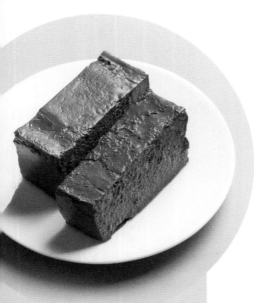

猪血
低嘌呤，预防动脉硬化

降尿酸原理

猪血有"液态肉"之称，也叫"血豆腐"，不仅营养丰富，还是排毒佳品，有利肠通便之功效，有助于尿酸排出体外。

三餐营养搭配

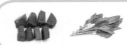

猪血 + 菠菜
补血，防便秘

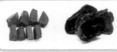

猪血 + 木耳
排毒减脂，调脂降压

三餐健康吃法

三餐炒、烧、做汤：猪血性平、味咸，可以先放在沸水中焯一下，切块，之后炒、烧或做汤均可。可用猪血做汤，如猪血菠菜汤，也可用猪血炒菜，如红白豆腐、猪血炒青蒜、猪血炒韭菜等，不仅营养搭配合理，而且味道好；或将其做丸子，鲜香程度不逊于猪肉。

菠菜猪血

材料　猪血、菠菜各300克。

调料　盐、香油各适量。

做法

1 将猪血洗净，切块；菠菜择洗干净，焯水，切段。

2 将猪血块放入砂锅，加适量清水，煮至熟透，再放入菠菜段略煮片刻。

3 出锅前加入盐调味，淋香油即可。

营养小贴士 🔍
猪血富含蛋白质和各种人体所必需的氨基酸和丰富的铁，低脂肪，嘌呤含量不高，具有补血的功效。

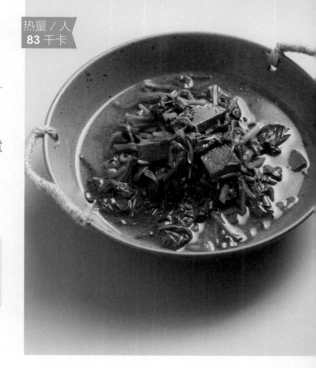

猪血炒木耳

材料　猪血300克，柿子椒、水发木耳各100克。

调料　葱段、姜丝、盐、醋各适量。

做法

1 柿子椒洗净，切片；水发木耳洗净，撕小朵；猪血洗净，切片。

2 锅里倒入适量油，烧热后加入姜丝和柿子椒片煸炒片刻，加入木耳、猪血片炒熟，再加入葱段、盐和醋调味即可。

营养小贴士 🔍
木耳含有丰富的植物胶原成分，具有较强的吸附作用，可清胃涤肠。

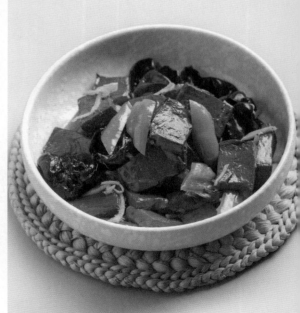

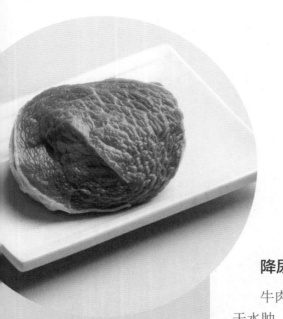

牛肉
利尿消肿、增强体质

降尿酸原理

　　牛肉能滋养脾胃、强筋健骨、利尿消肿，适用于水肿、小便不利、腰膝酸软等患者。牛肉的嘌呤含量属中等，痛风患者急性期不宜食用，但可以作为缓解期的营养补充。

三餐营养搭配

牛肉 + 番茄
利尿消肿，增强体质

牛肉 + 洋葱
增强人体免疫力

三餐健康吃法

1. 早餐煎炒：早餐可用牛肉片搭配洋葱煎、炒一下，既补充蛋白质又增强体力。
2. 午晚餐做菜：用牛肉做菜搭配上也有讲究。比如最简单的可用番茄搭配牛腩。还有洋葱配牛肉，可额外补充维生素和膳食纤维。

热量及主要营养素

（每100克含量）

热量…………160千卡
蛋白质………18.6克
钾……………222毫克
锌……………2.6毫克
铁……………3毫克
嘌呤含量……105毫克

推荐用量
每日宜吃40~75克

降尿酸关键词
钾

降尿酸最佳吃法
炒、炖、蒸

黑胡椒牛柳 早

材料 牛里脊肉、洋葱各200克。

调料 黑胡椒碎、盐、老抽、白糖、水淀粉各适量。

做法

1 洋葱洗净，切丝；牛肉洗净，用刀背拍松，切成片，倒入黑胡椒碎、盐、老抽、白糖、水淀粉搅匀后腌制5分钟。

2 锅中放油烧热，放腌好的牛肉片，用铲子迅速滑散，变色后捞出；留底油炒洋葱丝，倒入清水烧开，放炒好的牛肉片，翻炒，出锅前勾芡即可。

营养小贴士 🖊
牛里脊肉在翻炒的时候千万别翻炒太久，断生就可以了，不要翻炒至彻底熟透，否则会变硬。

热量／人
133 千卡

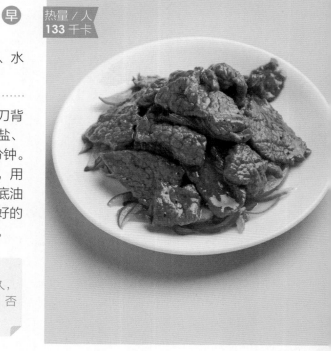

番茄牛腩 午 晚

材料 牛肉200克，番茄100克，熟板栗30克。

调料 葱末、姜片、酱油、料酒、盐各适量。

做法

1 牛肉、番茄洗净，切块；熟板栗去壳取肉。

2 牛肉块焯至七成熟，捞出；锅烧热放油，将葱末、姜片爆香，放牛肉块、水、酱油、料酒，用大火烧开，放番茄块及熟板栗，煮至变软后加盐，大火收汁即可。

营养小贴士 🖊
嘌呤是水溶性的，牛肉切小块焯水，可让其接触水的面积增大，从而更有效地降低其嘌呤含量。

热量／人
131 千卡

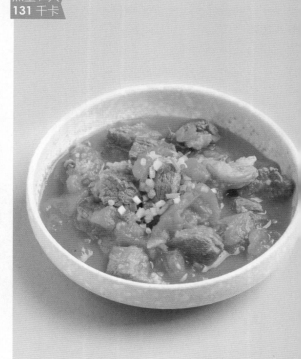

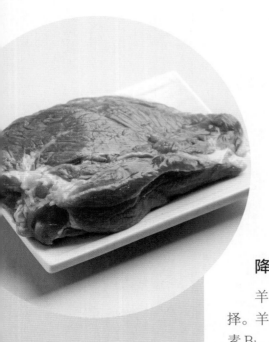

羊肉
补肾虚，壮阳益寿

降尿酸原理

羊肉是中嘌呤含量食物，适合痛风缓解期选择。羊肉含有优质蛋白质、脂肪、维生素 A、维生素 B_1、维生素 C、烟酸等成分，能够补肾健脑，增强身体功能和免疫力，适度食用可以缓解痛风患者的虚弱。

三餐营养搭配

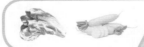

羊肉 + 白萝卜
利尿消炎，有助于降压

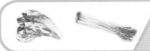

羊肉 + 大葱
调节血脂、血糖

三餐健康吃法

三餐可炒或炖食：羊肉可以在痛风缓解期食用。食用时尽量选择瘦肉，炒菜时可以荤素搭配，把瘦肉做成肉丁、肉丝等，不要喝羊肉汤，以避免摄入过多的嘌呤和饱和脂肪。

热量及主要营养素

（每 100 克含量）

热量…………139 千卡
蛋白质…………18.5 克
钾…………300 毫克
磷…………161 毫克
硒…………5.9 微克
嘌呤含量……109 毫克

推荐用量
每日宜吃 40 ~ 75 克

降尿酸关键词
钾、维生素 B_1

降尿酸最佳吃法
凉拌、炒、炖

羊肉炖白萝卜 早

材料 白萝卜、羊肉各 200 克，蒜薹 20 克。

调料 姜片、大料、酱油、盐各适量。

做法

1 羊肉洗净，切块；白萝卜洗净切块；蒜薹洗净，切段。

2 锅内放油烧热，放入姜片、大料、羊肉块爆炒出香味，加适量热水炖至羊肉快熟时，加入白萝卜块、盐和酱油炖至入味，最后再放入蒜薹段即可。

> **营养小贴士**
> 白萝卜中的芥子油能促进胃肠蠕动，增加食欲，帮助消化。羊肉性温，具有补肾壮阳、补虚温中等作用。

热量／人
107 千卡

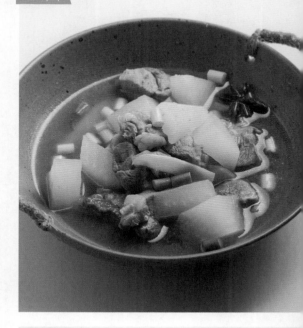

热量／人
102 千卡

葱爆羊肉 午 晚

材料 羊腿肉200克，大葱100克，蛋清半个。

调料 蒜片、香菜段、姜片、淀粉、水淀粉、盐、生抽、醋各适量。

做法

1 大葱洗净，去皮后切段。

2 羊腿肉洗净切薄片，用盐、生抽、蛋清、水淀粉腌制20分钟，放淀粉抓匀。

3 锅里放油烧热，放入羊肉片滑炒变白后即刻盛出；锅留底油爆炒姜片、蒜片，放葱段炒香；放入炒好的羊肉片、盐、生抽、醋，炒到大葱变软，放入香菜段提味即可。

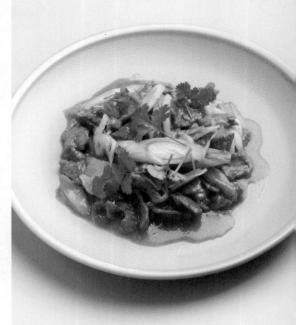

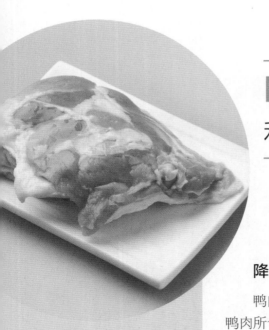

鸭肉
利尿消肿，补充蛋白质

降尿酸原理

鸭肉富含钾，可以起到利尿消肿的作用。另外，鸭肉所含的 B 族维生素和维生素 E 还能起到抗炎的作用。

三餐营养搭配

鸭肉 + 冬瓜
利尿消肿，补充蛋白质

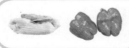

鸭肉 + 柿子椒
利水消肿，滋阴补肾

三餐健康吃法

1. 早餐凉拌、炒：提前将鸭肉煮熟，撕成丝，放冰箱，吃的时候取出，加点调料拌一下。也可搭配柿子椒炒着吃，不仅省时，还能补充蛋白质。

2. 午晚餐做汤：鸭肉性凉，最好加一些温性的食材，如枸杞子等，来平衡其凉性，如此能够防止其对痛风患者胃肠产生不利影响。老鸭肉不容易煲烂，可放些木瓜皮，其中的酶会加速鸭肉熟烂。

热量及主要营养素

（每100克含量）

热量	240 千卡
蛋白质	15.5 克
钾	191 毫克
磷	122 毫克
硒	12.3 微克
嘌呤含量	138 毫克

推荐用量

每日宜吃 40 ~ 75 克

降尿酸关键词

钾、B 族维生素

降尿酸最佳吃法

炒、煮

柿子椒炒鸭丝 早

热量／人
66 千卡

材料　鸭胸肉180克，柿子椒200克。

调料　料酒、盐各适量。

做法

1. 鸭胸肉洗净切丝，加料酒腌制；柿子椒洗净，去子，切丝。

2. 锅中放油烧热，将腌好的鸭丝下锅滑散。倒入柿子椒丝继续翻炒，加盐调味即可。

营养小贴士

鸭肉可利水消肿，滋阴补肾。柿子椒富含维生素 C，与鸭肉搭配食用可利尿消肿。

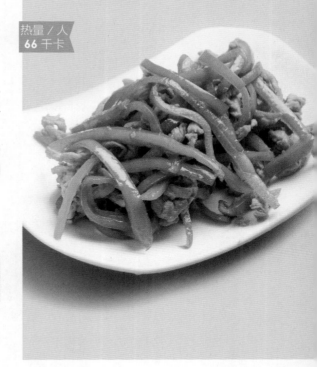

冬瓜薏米鸭肉汤 午 晚

热量／人
131 千卡

材料　去皮鸭肉80克，冬瓜200克，薏米50克。

调料　盐、香油各适量，葱段少许。

做法

1. 鸭肉洗净，切丝；薏米洗净，浸泡 3 小时；冬瓜洗净，去皮、瓤，切成片。

2. 砂锅置火上，倒入清水，下入薏米，大火煮沸后转小火煮 50 分钟，倒入冬瓜片煮至入味，放入鸭肉丝稍煮，加盐调味，淋入香油，撒入葱段即可。

营养小贴士

肉汤中的浮沫含有不少代谢废物，比如含氮化合物会增加肝肾负担，所以最好撇掉。

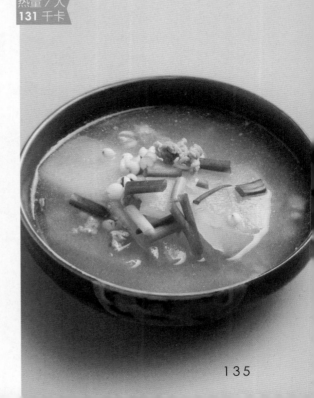

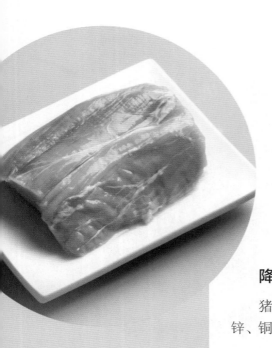

猪瘦肉
提供优质蛋白质

热量及主要营养素

（每100克含量）

热量…………143 千卡
蛋白质…………20.3 克
铁…………………3 毫克
钾…………………305 毫克
锌…………………3 毫克
嘌呤含量……138 毫克

推荐用量
每日宜吃 40~75 克

降尿酸关键词
维生素 B_1、铁

降尿酸最佳吃法
炒、炖、做粥、煲汤

降尿酸原理

猪瘦肉不仅富含蛋白质，还含有易吸收的铁、锌、铜、硒等矿物质，有助于补充营养，调节代谢。

三餐营养搭配

猪瘦肉 + 生姜
补充蛋白质

猪瘦肉 + 柿子椒
补血，开胃

三餐健康吃法

三餐皆宜炒、炖、做粥、做汤、做包子：宜选择猪瘦肉和青菜搭配食用。猪肉烹饪前最好先炖煮，炖煮后肉内的脂肪会因高温减少30% ~ 50%，这样不仅可使胆固醇含量大大降低，还减少了嘌呤含量。痛风患者需注意吃肉的时候不要喝汤。晚餐应少吃。

柿子椒炒肉丝 早

材料 猪肉150克，柿子椒200克。

调料 酱油、淀粉、料酒、豆瓣酱、盐各适量。

做法

1 猪肉洗净，切成丝，加入盐、淀粉拌匀；柿子椒洗净，切成丝。

2 锅内加油烧至八成热，加入豆瓣酱，炒香后加入肉丝，肉丝断生后加入料酒和酱油翻炒均匀，加入柿子椒丝翻炒片刻即可。

> **营养小贴士** 🔍
> 猪肉烹饪前最好先焯煮一下，可减少30%～50%的脂肪，胆固醇含量也大大降低。

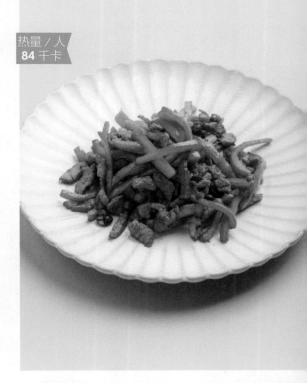

热量／人
84 千卡

红烧肉 午 晚

材料 瘦五花肉300克。

调料 姜片、生抽、盐各适量。

做法

1 五花肉洗净切块，冷水下锅煮20分钟，捞出。

2 锅中放油加热，放入姜片炒出香味后放五花肉块翻炒，再依次放入生抽、盐翻炒，加入适当沸水炖60分钟即可。

> **营养小贴士** 🔍
> 五花肉可为痛风患者提供优质蛋白质和必需脂肪酸，但要注意控制量，不能多吃，所以建议肉切小块，一口肉配两口青菜。

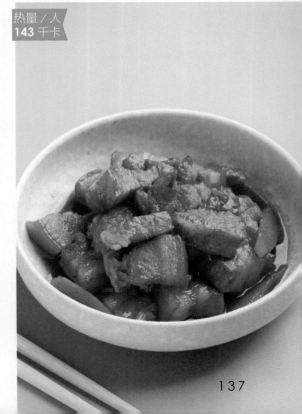

热量／人
143 千卡

137

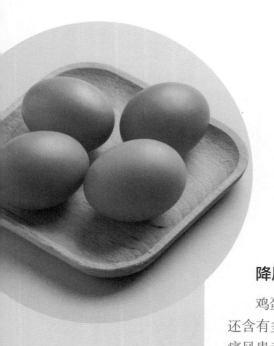

鸡蛋
为痛风患者补充优质蛋白质

降尿酸原理

鸡蛋营养丰富，是优质蛋白质的最佳来源之一，还含有多种维生素和矿物质。鸡蛋含嘌呤较低，是痛风患者优选食材。

三餐营养搭配

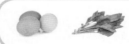

鸡蛋 + 菠菜
减脂，防便秘

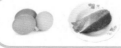

鸡蛋 + 猪瘦肉
补充优质蛋白

三餐健康吃法

1 早餐蒸蛋羹、做蛋花汤最合适，因为这两种做法能使蛋白质松解，极易被消化吸收。炒鸡蛋、煎鸡蛋则应该尽量避免。

2 午晚餐可与蔬菜搭配炒制：鸡蛋与具有利尿作用的番茄、丝瓜、西葫芦等做成汤饮用，可以促进尿酸的排出。

热量及主要营养素

（每100克含量）

热量	139 千卡
蛋白质	13.1 克
维生素 A	255 微克
钾	154 毫克
钙	56 毫克
嘌呤含量	1 毫克

推荐用量
每日宜吃 1 个

降尿酸关键词
蛋白质、硒

降尿酸最佳吃法
煮、蒸

肉末蒸蛋　早

材料　猪瘦肉100克，鸡蛋120克。

调料　葱末、姜末、生抽、盐各适量。

做法

1 猪瘦肉洗净，剁成肉末，放入碗中，放入除盐外的所有调料腌一会儿。

2 鸡蛋打入另一个碗中，加入少量盐和适量清水，将鸡蛋打散。

3 将腌好的肉末加到鸡蛋液中，搅拌均匀，然后放到蒸锅中隔水蒸 15 分钟即可。

> **营养小贴士** 🔍
> 蒸蛋嫩滑的关键在于水蛋的比例，一般水蛋比在（1～2）：1。

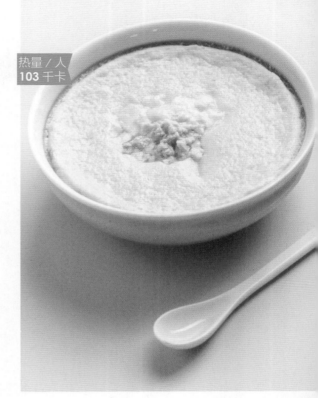

热量／人
103 千卡

鸡蛋炒菠菜　午　晚

材料　菠菜300克，鸡蛋120克。

调料　盐、蒜末各适量。

做法

1 菠菜择洗干净，用沸水焯烫，捞出，沥干，切段；鸡蛋打散，加少许盐搅匀。

2 锅内倒入适量油，待油七成热时倒入打好的鸡蛋液，炒好盛出。

3 锅内加入蒜末爆香，倒入菠菜段翻炒至软，再加入炒好的鸡蛋和适量盐即可。

> **营养小贴士** 🔍
> 菠菜中的草酸容易与钙结合形成不溶性的草酸钙，妨碍人体对钙的吸收。经焯水后大部分的草酸可以释出，在一定程度上能减少草酸的破坏作用。

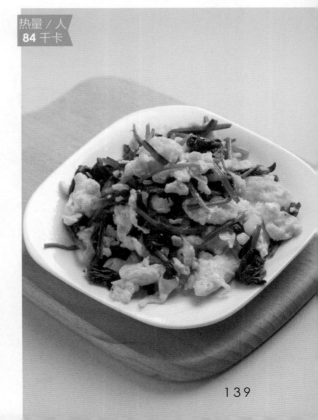

热量／人
84 千卡

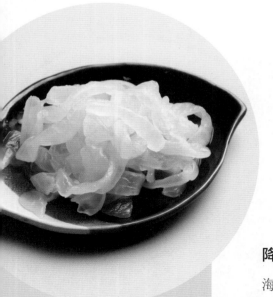

海蜇
活血消肿，祛风通络

降尿酸原理

海蜇皮含有丰富的水分、蛋白质以及钾、钙、碘、硒、镁等，其嘌呤含量低，可为痛风患者提供诸多营养。中医认为，其有清热利尿之功效，适合痛风急性期食用。

三餐营养搭配

海蜇 + 白菜
活血消肿，祛风通络

海蜇 + 黄瓜
利尿，排尿酸

三餐健康吃法

三餐皆宜凉拌：海蜇一般采用凉拌的方法，热量不高，早、中、晚餐皆可食用。如果再搭配其他合适的蔬菜，可使其营养更加丰富。

热量及主要营养素

（每100克含量）

热量·············33千卡
镁···············124毫克
钾···············160毫克
钙···············150毫克
硒···············15.5微克
嘌呤含量·········9毫克

推荐用量
每日宜吃50克

降尿酸关键词
钙、铁、蛋白质

降尿酸最佳吃法
凉拌

老醋蜇头

早

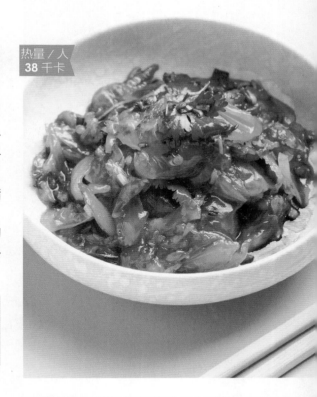

热量/人
38 千卡

材料　海蜇头300克，黄瓜100克。

调料　香菜末、葱末各少许，胡椒粉、
　　　　白糖、酱油、醋、香油各适量。

做法

1 黄瓜洗净，切丝；海蜇头反复清洗干
净，用沸水烫1~2分钟，捞出过凉，
切大片，放胡椒粉、白糖、酱油、醋
和香油拌匀。

2 在盘中铺上一层黄瓜丝，放上拌好的
海蜇头片，浇上少许拌海蜇头的调料
汁，撒上香菜末和葱末即可。

营养小贴士
刚买回来的海蜇头有些咸，要反复清洗，
再用清水浸泡半天，期间换两三次清水可
去掉大部分的盐。

白菜拌海蜇皮

午 晚

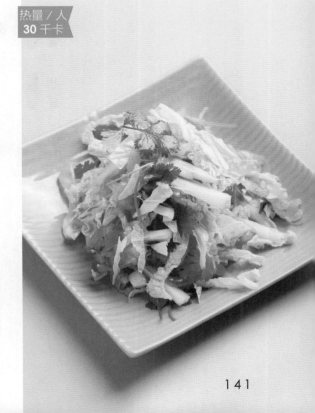

热量/人
30 千卡

材料　海蜇皮150克，白菜200克。

调料　香菜段、蒜泥、醋、盐、香油各
　　　　适量。

做法

1 将海蜇皮反复冲洗干净，浸泡4~6
小时，中间换水2~3次，泡好后将
海蜇皮焯水，切丝；白菜洗净，
切丝。

2 将海蜇皮丝、白菜丝、盐、醋、蒜泥、
香油和香菜段拌匀即可。

营养小贴士
优质的海蜇皮呈白色或黄色，有光泽，无
红衣、红斑和泥沙。将海蜇放入口中咀嚼，
能发出"咯咯"的脆响声，而且有咬劲，
则为优质海蜇。

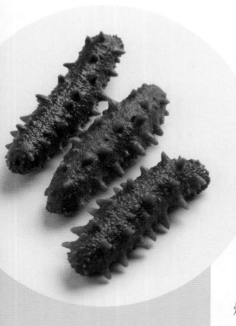

海参
利尿，补肾强身

降尿酸原理

海参含蛋白质、维生素B_1、维生素B_2、维生素E、烟酸、牛磺酸，以及钙、铁、钾、镁、锌等矿物质，是一种高蛋白、低嘌呤、低脂肪、低糖的营养食品，是痛风患者理想的海产品选择。

三餐营养搭配

海参 + 木耳
利尿，补肾强身

海参 + 小米
补肾气，益精血

三餐健康吃法

三餐清炖、煮粥：清炖、煮粥能保证海参中所含的营养成分不流失，而且味道鲜美，也容易操作。也可以红烧、葱烧、烩等。海参是高蛋白、低脂肪、低胆固醇的食物，适合合并高血压、肝炎等疾病的痛风患者食用。

小米海参粥

材料 小米100克，水发海参150克。

做法

1 小米淘洗干净；水发海参洗净，切小块。

2 海参块放入锅内，加适量清水，水沸后加小米，小火煮至粥成。

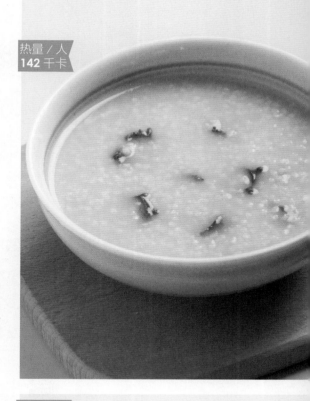

热量／人
142 千卡

营养小贴士
煮小米粥的时候先将锅里的水烧开再放入小米，煮沸之后换小火，粥变得黏稠时关火，这样熬出的粥会出油。

木耳海参汤

材料 水发木耳150克，水发海参200克。

调料 葱花、姜丝、盐各适量，香菜段、胡椒粉各少许。

做法

1 水发木耳洗净，撕小朵；水发海参洗净，切丝。

2 油锅烧热，放入葱花、姜丝和胡椒粉炒香，倒入处理好的木耳和海参丝翻炒均匀。

3 加水大火煮沸后，用小火煮10分钟，最后放入盐、香菜段即可。

营养小贴士
海参中特有的活性物质海参素对多种真菌有抑制作用，还对肝炎、糖尿病、心血管病有一定的保健作用。

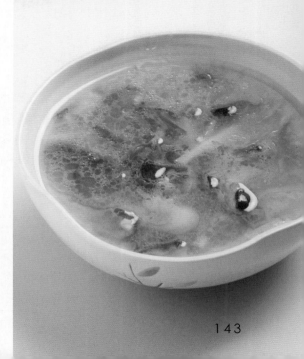

热量／人
65 千卡

143

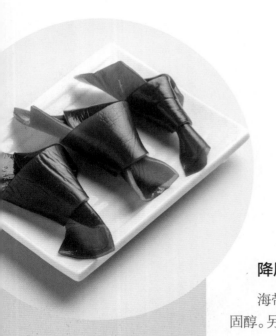

海带
防止尿酸盐结晶产生

降尿酸原理

　　海带富含膳食纤维，有助于清除血管壁上的胆固醇。另外，其富含的钾有利尿消肿、控血压的作用。

三餐营养搭配

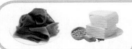

海带 + 豆腐
排毒，促进脂肪分解

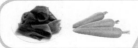

海带 + 胡萝卜
利尿排酸

三餐健康吃法

1　三餐皆宜凉拌、做汤：海带浸泡或焯烫后，可与芹菜、柿子椒、黄瓜、豆腐丝、土豆等一起凉拌后食用，不但爽口，而且预防痛风的效果也不错。

2　煮海带时滴入几滴醋，既能去除海带的腥味，又能使海带快速变软。

3　干海带和鲜海带营养成分差异较大，在计算营养成分时应加以注意。

热量及主要营养素

（每100克含量）

热量……………13 千卡

蛋白质…………1.2 克

钙………………46 毫克

磷………………22 毫克

钾………………246 毫克

嘌呤含量………96 毫克

推荐用量

每日宜吃 50 ～ 100 克

（水发）

降尿酸关键词

膳食纤维、钾

降尿酸最佳吃法

凉拌、煲汤、炒

胡萝卜炒海带

材料 胡萝卜200克,水发海带丝300克。

调料 蒜末、醋、酱油、盐各适量。

做法

1 胡萝卜洗净,切丝;水发海带丝用清水洗净。

2 锅中油烧热,放蒜末爆香,加胡萝卜丝炒至金黄色,放海带丝,淋入醋,翻炒至软后调入盐和酱油,炒匀出锅。

营养小贴士

海带内含褐藻胶,这种胶质不溶于水,所以在短时间要泡好海带就比较困难,这时加点醋就可以快速把海带变软。

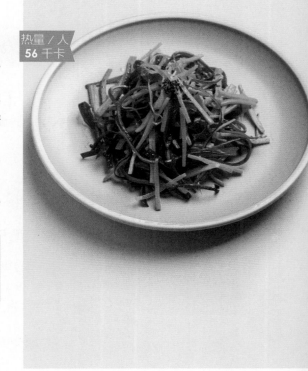

热量/人
56 千卡

海带炖豆腐 晚

材料 豆腐、水发海带各300克。

调料 葱花、姜末、盐各适量。

做法

1 将水发海带洗净,切成片;豆腐先洗净,切大块,焯水沥干,然后切成小方块备用。

2 锅内倒入适量油,待油烧热时,放入姜末、葱花煸香,然后放入豆腐块、海带片,加入适量清水大火煮沸,再加入盐,改用小火炖,入味即可出锅。

营养小贴士

海带和豆腐都可以帮助身体排出毒素。抑制脂肪吸收,促进脂肪分解,使减脂事半功倍。

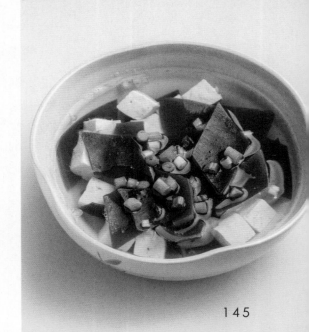

热量/人
100 千卡

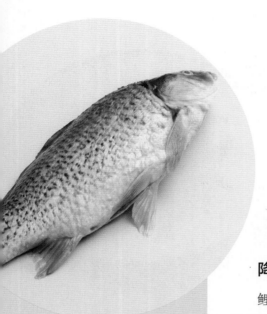

鲤鱼
利尿、消肿

热量及主要营养素

（每100克含量）

热量…………109 千卡

蛋白质…………18 克

维生素 B₁……0.1 毫克

镁…………33 毫克

钾…………334 毫克

嘌呤含量……122 毫克

推荐用量

每日宜吃 40 ～ 75 克

降尿酸关键词

镁

降尿酸最佳吃法

蒸、炖

降尿酸原理

鲤鱼的脂肪多是不饱和脂肪酸，有降低胆固醇的作用；含有的镁有保护心血管的作用；含有的钾有利尿消肿的作用。

三餐营养搭配

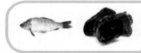

鲤鱼 + 木耳
清血脂，助排尿酸

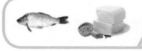

鲤鱼 + 豆腐
提供丰富的蛋白质

三餐健康吃法

午晚餐宜做汤：烹饪时，先将其切小块，然后在沸水中焯一下，能够使鱼中部分嘌呤溶于水中，从而减少其含量。红烧、烤等烹调方法则没有减少嘌呤的作用，油炸烹调方法不仅不能减少嘌呤量，反而会增加脂肪的摄入，不利于病情的稳定和恢复。

木耳熘鱼片　早 午

材料　净鲤鱼肉150克，水发木耳100克。

调料　生抽、葱丝、姜丝、白糖、淀粉、料酒、盐各适量。

做法

1. 鲤鱼切片，用淀粉、料酒抓匀，放热水中，焯熟后捞出控干；木耳洗净，撕成小朵。

2. 锅内倒油加热，下葱丝、姜丝爆香，倒入鱼片，加生抽、盐、白糖调味，倒入木耳翻炒至熟即可。

> **营养小贴士**
> 切鱼要用刀从尾部顺着鱼骨向鱼头方向推过去，剔除鱼骨后斜着切片，熘炒时不易碎。

热量／人
64 千卡

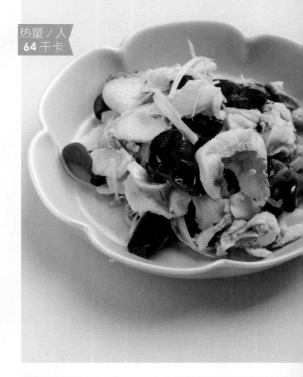

鲤鱼炖豆腐　晚

材料　鲤鱼150克，豆腐300克。

调料　姜片、葱段、盐、醋各适量。

做法

1. 鲤鱼去内脏、鱼鳃、鳞片，洗净，划几刀；豆腐洗净，切小块。

2. 起锅烧油，放入葱段、姜片炝锅，放入鲤鱼、豆腐块，加水没过食材，大火煮沸后放醋继续炖煮。

3. 出锅前放入少许盐，转小火炖至入味，出锅装入碗中即可。

> **营养小贴士**
> 清炖鲤鱼时加入豆腐，可为痛风患者补充更丰富的营养。嘌呤是水溶性的，所以为了避免嘌呤摄入过量，可以只吃肉，不喝汤。

热量／人
139 千卡

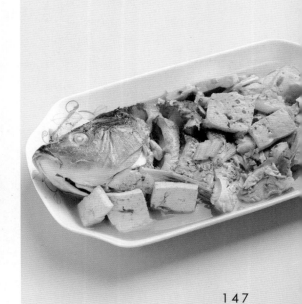

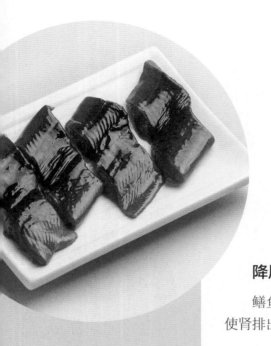

鳝鱼
祛风通络，补脑益血

降尿酸原理

鳝鱼含有丰富的蛋白质和钾等营养素，可以促使肾排出尿酸，减少尿酸沉积。

三餐营养搭配

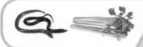 **鳝鱼 + 芹菜**
祛风通络，补脑益血

  鳝鱼 + 小米
祛寒湿，通血脉

三餐健康吃法

1 早餐宜煮粥：搭配小米一起煮粥，可以使鳝鱼中的蛋白质更好吸收。

2 午晚宜炒：烹调时，可将鳝鱼用沸水焯烫一下，这样可以减少一部分嘌呤的摄入，适合痛风患者缓解期食用。

鳝鱼小米粥

热量／人
195 千卡

材料 鳝鱼50克，小米150克。

做法 ┈┈┈┈┈┈┈┈┈┈┈┈┈┈┈┈┈

1 去除鳝鱼内脏，洗净，切丝；小米洗净备用。

2 将鳝鱼丝和小米一同放入锅内，加适量水，用大火煮。

3 水煮开后，换小火慢慢炖，直至炖烂即可。

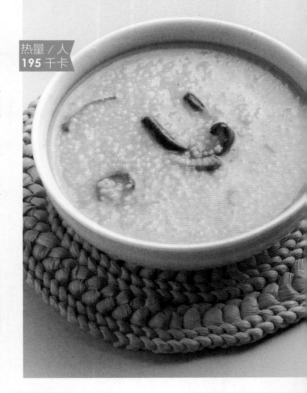

营养小贴士 🖊
鳝鱼营养价值高，富含维生素 A、DHA 和卵磷脂，有祛寒湿、通血脉等功效。搭配低嘌呤的小米，有益气补虚的作用。

鳝鱼芹菜

热量／人
55 千卡

材料 净鳝鱼150克，芹菜250克。

调料 葱末、姜末、蒜末、盐各适量。

做法 ┈┈┈┈┈┈┈┈┈┈┈┈┈┈┈┈┈

1 将芹菜洗净后切段；鳝鱼处理干净后切段，焯水后捞出备用。

2 锅内放油加热，放姜末、蒜末、葱末炒香，倒入鳝鱼段翻炒至七成熟，放芹菜段炒熟，加盐即可。

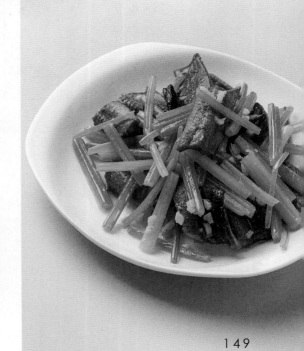

营养小贴士 🖊
黄鳝属于无鳞动物，表面有一层光滑又粘手的保护膜，这层黏液由黏蛋白和多糖组成，含大量人体所需的氨基酸，对人体有益。

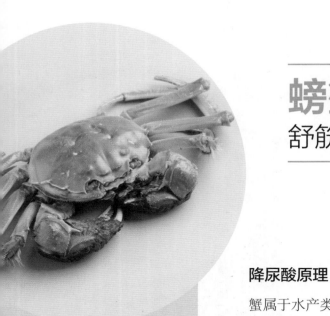

螃蟹
舒筋活络，祛风利湿

降尿酸原理

    蟹属于水产类食物，是一种高优质蛋白，低脂肪的食物，每 100 克可食用的蟹肉能够有 14.6 克的蛋白质，脂肪的含量约为 1.6 克。螃蟹中含有丰富钾和钙，能够强健骨骼，保护关节，有助于缓解痛风发作引起的关节不适。

三餐营养搭配

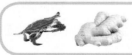

螃蟹 + 生姜
舒筋活络，祛风利湿

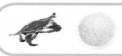

螃蟹 + 大米
补充体力，消除疲劳

三餐健康吃法

1. **早餐宜煮粥**：搭配大米煮粥，味道鲜美，且不用担心尿酸堆积。

2. **午晚餐宜蒸**：螃蟹虽然味道鲜美，但属于水产品，性寒凉。如果大量食用，对于人体会造成一定的影响，食用的时候宜适度，或者吃螃蟹的时候搭配红糖姜茶，能够缓解螃蟹带来的寒凉。

热量及主要营养素

（每 100 克含量）

热量············95 千卡
钾·············206 毫克
磷·············262 毫克
钙·············228 毫克
嘌呤含量······147 毫克

推荐用量

每日宜吃 40 ~ 75 克

降尿酸关键词

维生素 A、蛋白质

降尿酸最佳吃法

煮、蒸

蟹肉粥

早

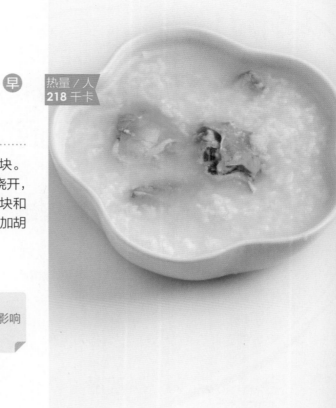

热量／人
218千卡

材料 螃蟹240克，大米120克。

调料 胡椒粉、姜片、盐各适量。

做法

1 大米淘洗干净；螃蟹洗净，切成块。

2 高压锅加大米和适量水，用大火烧开，加盖转小火煮 20 分钟，放入蟹块和姜片，加盐，用小火煮 5 分钟，加胡椒粉调匀即可。

营养小贴士

煮粥的水最好一次加足，反复加水会影响粥的黏度，口感也不好。

热量／人
143千卡

清蒸螃蟹

午 晚

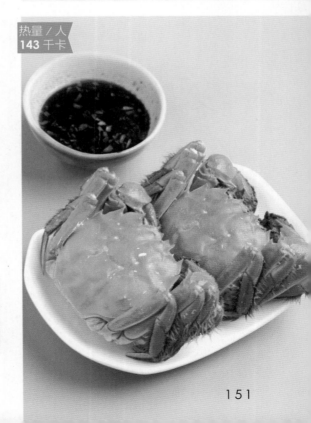

材料 螃蟹450克。

调料 姜末、蒜末、生抽、醋各适量。

做法

1 螃蟹刷洗干净，加姜末大火蒸20分钟。

2 另起锅放油，油热后倒入姜末、蒜末炸出香味，加入生抽、醋搅拌均匀，作为蘸料即可。

营养小贴士

蒸螃蟹时将螃蟹肚皮朝上，蟹壳朝下，这样螃蟹盖能接触变软的蟹黄，不让它流出来。

大豆及坚果类，提供优质脂肪，保护心脑血管

适量吃大豆和坚果，抗衰老、健骨骼

根据《中国居民膳食指南（2022）》的建议，大豆及坚果每日摄入 25～35 克。大豆及豆制品富含优质蛋白质、大豆异黄酮等有益成分，对维持血管健康有益；坚果是很好的补充营养的零食，可提供不饱和脂肪酸等成分，只是热量较高，要计算在全天总热量之内。

手掌法则，一看就懂每天吃多少

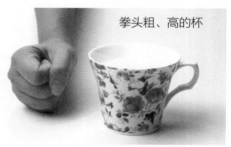

拳头粗、高的杯

1 杯牛奶约 100 克、3 杯约 300 克

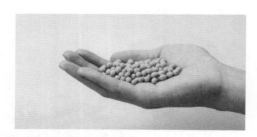

30 克大豆的分量示意图
单手掌心捧满黄豆约 30 克

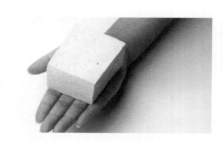

1 手掌的白豆腐约 200 克

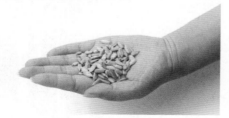

1 手掌心瓜子仁约 10 克

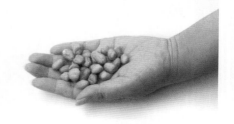

1 手掌心的花生米约 20 克

痛风患者食用坚果，不能过量，每天吃几粒就行

坚果富含不饱和脂肪酸、钾、镁等，对人体有益，适合作为两餐间的零食食用，能够迅速补充热量，均衡人体的营养摄入。但一次不宜摄入过多，会影响尿酸的排泄。

怎样正确吃坚果

- 坚果本身的脂肪含量已经很高了，所以不适合油炸的加工方式，选择水煮或者干炒都比较好。
- 食用坚果后要相应减少一份主食或油脂的摄入。
- 各种坚果的营养成分不同，各有各的特点，所以应选择不同种类食用。

大豆蛋白对尿酸排泄有促进作用

大豆富含多种营养物质，不仅能够提供身体所需，还能在一定程度上促进尿酸排泄，降低痛风发生的风险。

例如，豆腐中含有异黄酮，有抗炎、抗氧化的作用，所以高尿酸血症和痛风患者是可以适量吃豆制品的。

怎样吃大豆

- 做成豆制品

  将豆类做成豆制品，经过多种工序以后，其嘌呤含量已经大大降低，痛风患者便可以食用。

- 适量添加于主食中

  豆类对健康很重要，如果想避免摄入过多的嘌呤，每天选择适量的豆类加在主食中，也是不错的选择。如在煮粥时加一小把，还有调节食欲的作用。

- 选择纳豆

  与黄豆相比，纳豆的消化吸收率更高（纳豆为黄豆经纳豆霉发酵后而成，吸收率可达90%），富含的纳豆激酶有溶血栓的功能，能帮助机体排除多余胆固醇、分解体内脂肪酸，对预防"三高"、肥胖和痛风都有益。

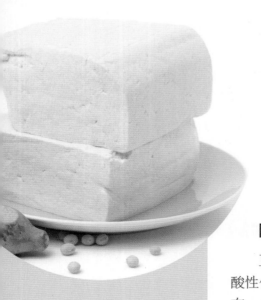

豆腐
补充优质蛋白质

热量及主要营养素

（每100克含量）

热量…………84千卡

蛋白质…………6.6克

脂肪…………5.3克

钙…………78毫克

嘌呤含量…………68毫克

推荐用量

每日宜吃50克

降尿酸关键词

蛋白质、钙

降尿酸最佳吃法

煲汤、凉拌

降尿酸原理

豆腐有"植物肉"的美称，营养丰富，可改善酸性体质，降低血脂，促进尿酸排出体外，对痛风有一定的辅助防治功效。在黄豆制成豆腐的过程中，大部分嘌呤已经流失，因此，痛风患者可以适量食用。

三餐营养搭配

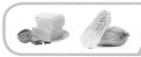

豆腐 + 白菜
降脂减脂

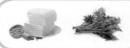

豆腐 + 香椿
促进蛋白质吸收

三餐健康吃法

三餐可凉拌、炖、炒：豆腐中缺少人体必需的氨基酸——蛋氨酸，烧菜时把豆腐和其他肉、蛋、蔬菜类食物搭配，可大大提高豆腐中蛋白质的利用率。

番茄烧豆腐

材料 豆腐200克，番茄100克，鲜香菇、猪瘦肉各50克。

调料 水淀粉10克，白糖、香葱末、酱油、蒜末各少许，盐2克。

做法

1 将所有材料洗净；番茄切块，鲜香菇切丁，猪瘦肉切片，豆腐切成块。

2 起锅放油，放入蒜末爆香，放肉片、番茄块和香菇丁翻炒出香味，放豆腐块，调入酱油、盐、白糖，加清水大火煮沸。

3 把水淀粉拌匀倒入锅中勾芡，熟后盛出，撒上香葱末即可。

> **营养小贴士**
> 豆腐含有丰富的蛋白质、维生素E及钾元素，具有降血脂、排出尿酸的作用。

热量/人 95 千卡

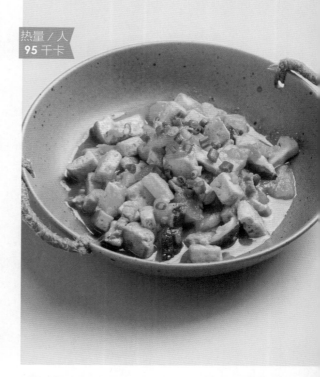

香椿拌豆腐

热量/人 101 千卡

材料 豆腐300克，香椿100克。

调料 盐、香油各3克。

做法

1 豆腐洗净，放入沸水中焯烫，捞出沥干，切小块，装盘。

2 香椿洗净，焯烫捞出，过凉，捞出沥干，切碎，放入豆腐块中。

3 香椿、豆腐加入盐、香油拌匀即可。

> **营养小贴士**
> 香椿含有丰富的维生素C和胡萝卜素，豆腐属于低热量、低脂肪、高蛋白食品，搭配做菜，营养互补，能保护细胞免受自由基伤害。

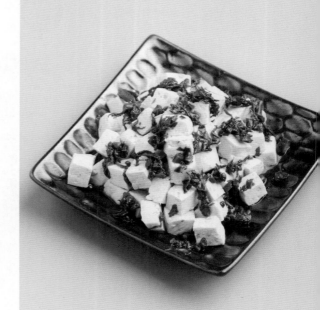

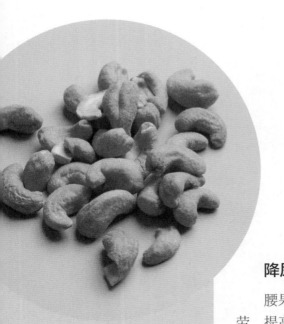

腰果
预防心脑血管疾病

降尿酸原理

腰果富含维生素 B_1，有助于补充体力、消除疲劳，提高机体免疫力及润肠通便。尤其适合免疫力低下、容易疲倦的痛风患者食用。

三餐营养搭配

腰果 + 南瓜
补充体力，消除疲劳

腰果 + 芹菜
代谢脂肪，排尿酸

三餐健康吃法

1. 早午餐可煮汤：搭配南瓜，促进肠道排出体内垃圾。

2. 晚餐可凉拌：放在芹菜上，一同食用，满足营养均衡。

3. 坚果每天最多吃一小把，25～30 克就可以了，体重超标者应吃得更少一些。如果超量，就要把食物和烹调油的摄入量进一步减少，这样就可以既得到坚果的营养，又能避免发胖。

热量及主要营养素

（每 100 克含量）

热量…………615 千卡
蛋白质…………24 克
钾…………680 毫克
镁…………595 毫克
嘌呤含量……80 毫克

推荐用量
每日宜吃 10 克

降尿酸关键词
蛋白质

降尿酸最佳吃法
煲汤、凉拌

南瓜腰果汤

材料 腰果30克，南瓜150克。

调料 盐适量。

做法

1 南瓜洗净，去皮后切成小块备用；腰果焯水备用。

2 锅内倒水置于火上，倒入腰果，等水煮沸后倒入南瓜块，水再次沸腾时转小火煮 10～15 分钟，南瓜变软烂，加盐即可。

> **营养小贴士**
> 腰果富含维生素 B_1，同南瓜煲汤能达到补充体力、消除疲劳、预防心脑血管疾病的功效。

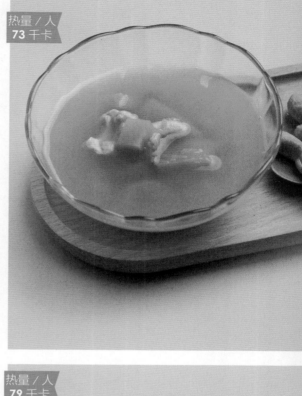

热量／人
73 千卡

热量／人
79 千卡

腰果拌西芹

材料 腰果30克，西芹300克。

调料 香油1克，盐适量。

做法

1 西芹洗净，切段，焯烫 10 秒，捞出备用；腰果烤熟，备用。

2 将西芹段和盐、香油拌匀，撒上腰果即可。

> **营养小贴士**
> 适量食用腰果可以预防心脑血管疾病。

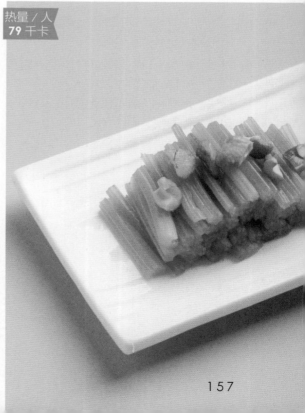

三餐后茶饮推荐，促代谢

枸杞桑葚菊花饮

材料 菊花 3 克，枸杞子 15 克，桑葚 30 克。

做法 水煎 10~15 分钟即可。

用法 代茶饮，每次 1 杯。

> **营养小贴士** 🖊
> 此饮品对肝肾阴虚、须发早白症状有一定的效果，可防止尿酸堆积。

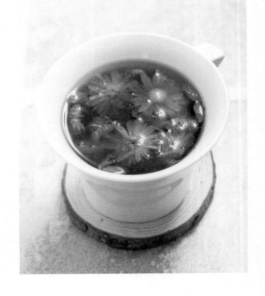

甘味茯苓汤

材料 茯苓 15 克，五味子 12 克，甘草 6 克。

做法 水煎10分钟或者泡茶。

用法 代茶饮，每次1杯。

> **营养小贴士** 🖊
> 茯苓味甘、淡，性平，具有利水渗湿、益脾和胃、宁心安神之功效；五味子有益气、生津、滋肾等作用。

三鲜饮

材料 鲜芦根 9 克，鲜白茅根、鲜竹叶各 3 克。

做法 水煎 15 分钟即可。

用法 代茶饮，每次 1 杯。

> **营养小贴士** 🖊
> 白茅根有凉血止血的功效，竹叶能清心降火，和清热生津利尿的芦根一起煎汤饮用对排出尿酸有不错的效果。脾胃功能不佳的痛风患者不适宜用芦根。

第四章

不同分期和合并症，三餐安排有讲究

急性发作期

三餐缓解疼痛、肿胀的饮食原则

1. 要选用嘌呤含量低的食物，肉类和鱼类都不能摄入，以牛奶和鸡蛋为蛋白质的主要来源，也可以适量吃些豆腐。
2. 主食注意不要过量，以免能量超标，同时注意粗细搭配。
3. 限制脂肪的摄入量，烹调要用植物油。
4. 多吃蔬菜及适量水果，以减少尿酸生成。
5. 每天可以选择一些全谷类食物、脱脂牛奶、蛋，尽量不要吃红肉，含糖饮料不要饮用。

每天嘌呤的摄入量要严格限制在 150 毫克以下。

三餐饮食处方

每天蛋白质的摄入量为 50 ~ 70 克。

脂肪的摄入量每天不超过 50 克。

液体的摄入量每天不少于 3000 毫升。

每天可以吃 2 个鸡蛋（伴有高胆固醇血症者不要吃蛋黄）、250 克牛奶、2 个水果（如梨、桃等）、300 克主食，蔬菜不超过 500 克。

专家答疑
门诊没空说的问题

问 急性发作期怎么补充蛋白质？

答 要食用嘌呤含量低的食物，牛肉、羊肉、猪肉的肥肉和海鲜都尽量少摄入或不摄入，可以以牛奶、鸡蛋作为蛋白质的主要来源，如果此时从食物中不能摄入足够的蛋白质，也可以适量使用乳清蛋白粉来补充蛋白质。

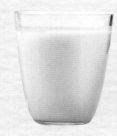

1 个鸡蛋 60 克
1 杯脱脂牛奶 200 克

149 千卡热量 **3** 毫克嘌呤

时蔬炒魔芋

32 千卡热量 **8** 毫克嘌呤

魔芋豆腐 100 克
紫甘蓝 30 克
柿子椒 20 克
红彩椒 20 克
黄彩椒 20 克

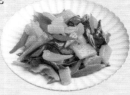

玉米苦瓜煎蛋饼

167 千卡热量 **17** 毫克嘌呤

苦瓜 50 克
玉米粉、面粉各 10 克
鸡蛋 60 克

低嘌呤
食物搭配

荸荠生菜雪梨汁

88 千卡热量 **14** 毫克嘌呤

荸荠 30 克
雪梨 80 克
生菜 50 克

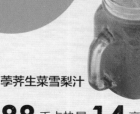

鸡蛋炒丝瓜

123 千卡热量 **22** 毫克嘌呤

丝瓜 150 克
鸡蛋 60 克

葱油萝卜丝

22 千卡热量 **15** 毫克嘌呤

白萝卜 100 克
大葱 20 克

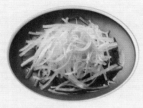

痛风急性发作期一日三餐食物推荐

推荐食物

蔬菜类 白萝卜、胡萝卜、黄瓜、番茄、大白菜、芹菜等

水果类 樱桃、苹果、梨、西瓜、草莓、柠檬、杏等

谷薯豆类 大米、小米、面粉、全麦粉、山药、土豆等

蛋奶类 鸡蛋、脱脂牛奶等

菌藻类 木耳等

肉类 动物血等

水产类 海参、海蜇等

不推荐食物

水果类 避免食用富含果糖的食物，如高果糖的果汁（尤其是橙汁）和甜味水果（例如橘子和甜苹果）

菌藻类 香菇、金针菇

肉类 红肉、加工肉制品（如火腿、香肠等）、动物内脏、肉汁、肉汤等

水产类 甲壳类和蚌类，马鲛鱼、沙丁鱼等高脂鱼

专家答疑
门诊没空说的问题

问 痛风急性发作期应避免食用富含果糖食物？

答 大量的果糖进食之后，可以进入细胞内迅速磷酸化，导致细胞内磷酸化减弱和 ATP 耗竭，形成大量的 AMP，从而进一步形成次黄嘌呤核苷酸，逐渐转换成次黄嘌呤、黄嘌呤，并最终分解为尿酸，导致体内的尿酸升高，引起痛风的再次发作。痛风急性发作期患者需要避免饮用果汁，包括鲜榨果汁以及含糖分较高的碳酸饮料等。

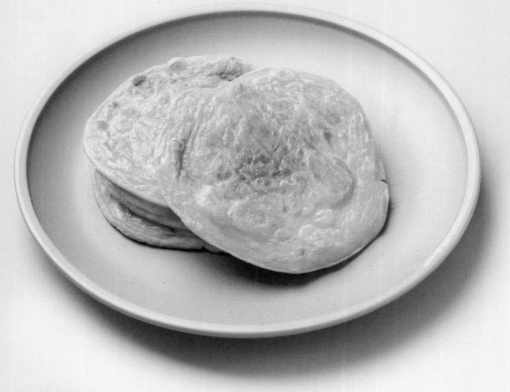

玉米苦瓜煎蛋饼 早

材料 苦瓜150克，玉米粉、面粉各30克，鸡蛋60克。

调料 盐、胡椒粉各3克。

做法

1 鸡蛋打散；苦瓜洗净，切薄片，沸水焯过，捞出立即泡在冰水里；玉米洗净，剥粒，放沸水焯熟，捞出放在泡有苦瓜的冰水里。

2 碗内倒入面粉和玉米粉，然后倒入打散的蛋液，搅拌均匀，加适量盐和胡椒粉，将苦瓜和玉米粒沥干水分后倒在面糊里搅拌均匀。

3 起锅放油，烧至七成热时将面糊倒进锅内煎，煎至两面金黄即可。

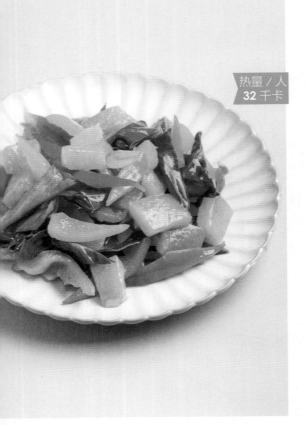

热量／人
32千卡

时蔬炒魔芋 午

材料 魔芋豆腐 300 克，紫甘蓝 30 克，
柿子椒、红彩椒、黄彩椒各 20 克。

调料 蒜片少许，盐适量。

做法 ·····

1 魔芋豆腐洗净，切片，放沸水中焯烫，
捞出沥干；柿子椒、红彩椒、黄彩椒
和紫甘蓝分别洗净，切条。

2 锅内倒油烧至七成热，放入蒜片炒至
微黄，再放魔芋豆腐片翻炒均匀。

3 加入柿子椒条、彩椒条、紫甘蓝条翻
炒 2 分钟，加盐调味即可。

营养小贴士

魔芋经过加工，会流失一些矿物质、维生
素，搭配富含矿物质和维生素的蔬菜一起
食用，能提高营养价值。

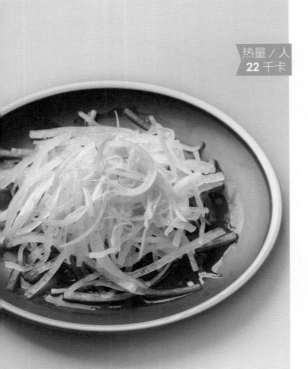

热量／人
22千卡

葱油萝卜丝 晚

材料 白萝卜 300 克，大葱 60 克。

调料 盐 3 克。

做法 ·····

1 白萝卜洗净，去皮，切丝，用盐腌渍，
沥水，挤干；大葱切丝。

2 锅置火上，倒油烧至六成热，下葱丝
炸出香味，浇在萝卜丝上拌匀即可。

营养小贴士

萝卜味甘、辛，性凉，含有能有效促进尿
酸排泄的营养物质，而且白萝卜嘌呤含量
很低，凉拌食用有助于利尿消肿，也不用
担心引起尿酸升高。

缓解期

三餐控尿酸、防痛风的饮食原则

1 在痛风缓解期，可以恢复正常的平衡膳食。蛋奶类、水果蔬菜类和主食类都基本与正常人饮食相同。

2 肉类和海鲜要在种类上精挑细选，选择嘌呤含量相对低的。

3 养成多喝水的习惯，尽可能戒酒。

4 饮食的目标是将血尿酸值长期控制在正常范围内，控制热量的摄入，保持正常体重。

5 慎用嘌呤含量高的食物，合理选用嘌呤含量中等或低的食物。

6 可通过一些烹调技巧来减少鱼和肉中的嘌呤含量，比如用蒸、烤、焯的烹调方法，少用油炸，少喝鱼汤、肉汤。

7 烹调以植物油为主，少用动物油。

每天肉类和海鲜的摄入量要控制在100克以内。

三餐饮食处方

每天蛋白质的摄入量不超过80克。血尿酸浓度高时，最好选择嘌呤含量低的牛奶、鸡蛋作为主要蛋白质来源。

每天水果的摄入量不要过多，最好热量不高于90千卡。90千卡可以是150克香蕉、200克苹果、200克梨、500克西瓜、300克草莓、150克柿子、200克杏等。不要饮酒、不要喝含糖饮料。

金枪鱼开放式三明治

189 千卡热量 **21** 毫克嘌呤

金枪鱼罐头 10 克
番茄 50 克
吐司 1 片
生菜、洋葱各 20 克
鸡蛋 60 克

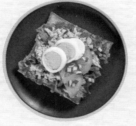

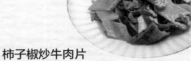

柿子椒炒牛肉片

93 千卡热量 **64** 毫克嘌呤

牛瘦肉 50 克
柿子椒 100 克
胡萝卜 30 克

中、低
嘌呤食物搭配

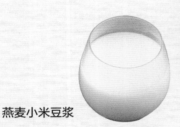

燕麦小米豆浆

339 千卡热量 **92** 毫克嘌呤

黄豆 40 克
燕麦 20 克
小米 30 克

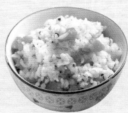

南瓜薏米饭

186 千卡热量 **35** 毫克嘌呤

薏米 10 克
大米 40 克
南瓜 50 克

双花炒木耳

108 千卡热量 **125** 毫克嘌呤

西蓝花、菜花、猪瘦肉各 50 克
胡萝卜 20 克
水发木耳 10 克

海带拌胡萝卜

66 千卡热量 **73** 毫克嘌呤

水发海带 50 克
胡萝卜 100 克
蒜 20 克

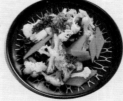

痛风缓解期的一日三餐食物推荐

推荐食物	不推荐食物
蔬菜类 白萝卜、胡萝卜、黄瓜、番茄、白菜、芹菜、莴笋、莲藕、豆角等	**肉 类** 动物内脏等
水果类 香蕉、苹果、梨、西瓜、草莓、柿子、杏等	**水产类** 带壳海鲜，如蛤蜊、蚌等；沙丁鱼、带鱼等
谷薯豆类 大米、面粉、苏打饼干、麦片、面包、馒头、面条、通心粉、山药、芋头、土豆等	
蛋奶类 鸡蛋、牛奶、酸奶等	
菌藻类 蘑菇、海带、木耳等	
肉 类 鸡肉、牛肉、猪瘦肉、羊肉等	
水产类 海蜇、金枪鱼、海参等	

专家答疑
门诊没空说的问题

问 **痛风患者宜食用橄榄油吗？**

答 建议痛风患者多选择橄榄油。橄榄油在西方被誉为"液体黄金"，与其他植物油相比，其含有较高的单不饱和脂肪酸，可促进血液循环，减少血液中的有害物质如尿酸等在体内存留和堆积。在烹饪方面，它不会破坏蔬菜的颜色，也不像其他食用油那么油腻。

金枪鱼开放式三明治

早

热量／人
189 千卡

材料 金枪鱼罐头30克，番茄50克，吐司1片，生菜、鸡蛋、洋葱各60克。

做法

1 番茄洗净，切片；鸡蛋煮熟，去壳，切片；洋葱洗净，切碎；生菜洗净备用。

2 吐司上放生菜，从罐头里取出适量金枪鱼，铺在生菜上，依次铺上番茄片和鸡蛋片，再撒上洋葱碎即可。

营养小贴士

金枪鱼富含优质蛋白质，但其嘌呤含量偏高，安排在早上搭配蔬菜和吐司，适合缓解期的人群食用，有助于营养吸收，促进代谢。

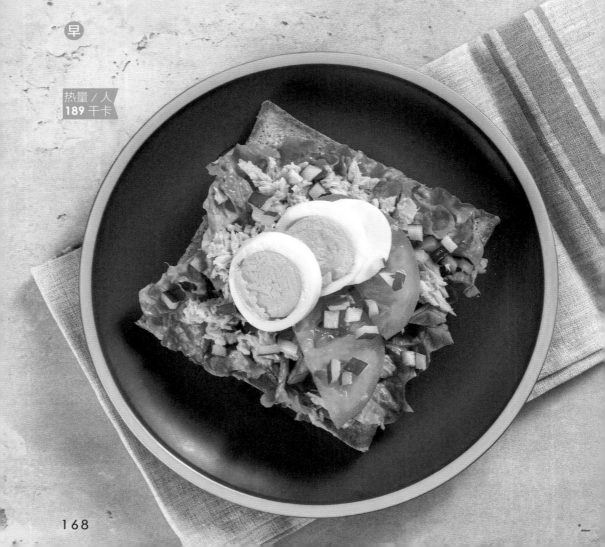

柿子椒炒牛肉片 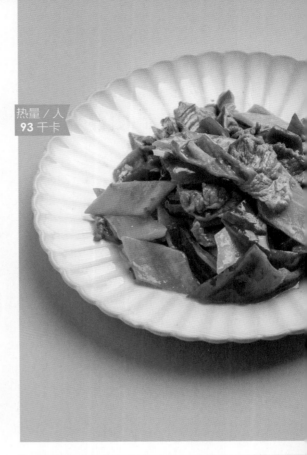 午

材料 牛瘦肉150克，柿子椒300克，胡萝卜90克。

调料 花椒粉、淀粉、香油、酱油、盐各适量。

做法

1 牛瘦肉用水冲洗一下、切片；柿子椒洗净，切片；胡萝卜洗净，切片。

2 牛瘦肉片加花椒粉、淀粉、香油和酱油抓匀，腌渍15分钟。

3 锅置火上，倒入适量油烧热，下入牛肉片煸熟，放入柿子椒片和胡萝卜片炒至断生，加盐调味即可。

营养小贴士 🖊
牛肉含有丰富的蛋白质，氨基酸组成比猪肉更接近人体需要，能提高机体抗病能力，适合痛风缓解期的营养补给。

热量／人 **93千卡**

双花炒木耳 晚

热量／人 **108千卡**

材料 西蓝花、菜花、猪瘦肉各150克，胡萝卜60克，水发木耳30克。

调料 蒜片、蚝油、姜片各少许。

做法

1 猪瘦肉洗净，切片；西蓝花、菜花洗净，掰成小朵；胡萝卜洗净，切菱形片；木耳洗净，撕成小朵。

2 西蓝花、菜花、胡萝卜片、木耳分别焯水。

3 锅置火上，倒油烧至六成热，加入肉片，待肉片炒至七成熟，放入蒜片、姜片炒出蒜香。

4 将西蓝花、菜花、胡萝卜片、木耳倒入锅中，翻炒至熟，加蚝油炒匀即可。

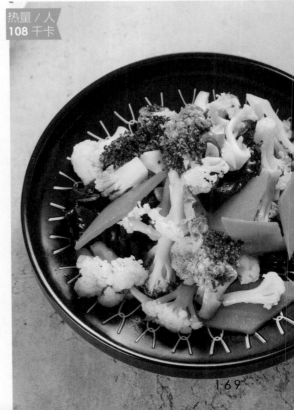

合并高血压

三餐缓解合并高血压的饮食原则

1 避免"三高食品"——高热量、高脂、高盐。
2 饮食宜清淡，低盐饮食，可适当增加富钾食物的摄入。
3 适当限制蛋白质的摄入，牛奶、鸡蛋嘌呤含量低，可作为蛋白质的首选来源；控制甜食的摄入，并保持正常体重；肥胖患者应适当减脂。
4 多吃膳食纤维含量丰富的新鲜瓜果蔬菜。
5 严格控制饮酒；少吃辛辣刺激性的食物及调味料。
6 适量饮用咖啡和茶，可增加肾脏血流量，促进尿酸排泄；并能改善胰岛素抵抗，降低尿酸水平。

每天嘌呤的摄入量要严格限制在 150 毫克以下。

脂肪摄入量占膳食总热量的 25% 左右。每天碳水化合物的摄入量在 200 ~ 300 克。

每天应保证 500 克新鲜蔬菜和 200 ~ 300 克新鲜水果的摄入量。

三餐饮食处方

每天盐的摄入量控制在 3 ~ 4 克，最多不超过 5 克。

每天饮水量控制在 2000 毫升左右为宜。

每天可摄入奶类 300 ~ 500 克；蛋类 50 克；肉类 70 ~ 150 克，少选红肉，尽量不吃加工肉制品。

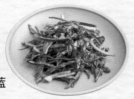

生拌紫甘蓝

45 千卡热量　**24** 毫克嘌呤

紫甘蓝 100 克
洋葱 50 克

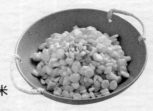

松仁玉米

135 千卡热量　**17** 毫克嘌呤

嫩玉米粒 60 克
黄瓜 20 克
去皮松仁 10 克

**低嘌呤、低钠
食物搭配**

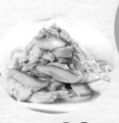

蘑菇炒蛋

109 千卡热量　**38** 毫克嘌呤

鸡蛋 60 克
鲜香菇 100 克

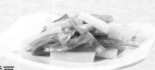

蒜蓉生菜

23 千卡热量　**16** 毫克嘌呤

生菜 100 克

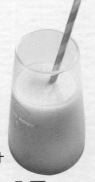

洋葱芹菜菠萝汁

41 千卡热量　**17** 毫克嘌呤

芹菜、菠萝各 50 克
洋葱 30 克

土豆炖四季豆

60 千卡热量　**24** 毫克嘌呤

土豆 50 克
四季豆 80 克

痛风合并高血压一日三餐食物推荐

推荐食物

蔬菜类 土豆、茄子、洋葱、番茄、冬瓜等

水果类 樱桃、李子、橘子、苹果等

谷薯豆类 大米、面粉、糙米、燕麦、山药、玉米、绿豆、红豆等

蛋奶类 鸡蛋、鸭蛋、牛奶、酸奶等

菌藻类 木耳、金针菇等

肉 类 猪瘦肉、牛肉等

水产类 草鱼、海参等

不推荐食物

蔬菜类 腌制咸菜等

水果类 高糖水果和果汁

肉 类 加工肉制品，如咸肉、火腿等，动物内脏，肉汤等

水产类 沙丁鱼、带鱼、金枪鱼、牡蛎等

专家答疑
门诊没空说的问题

问 晚餐为什么宜低热量、少油腻？

答 因为晚餐后活动量减少，吃得热量过高，易导致肥胖会使尿酸升高，诱发痛风。痛风病人常常合并有高血压、动脉硬化、脂肪肝、胆结石等，也需要低脂肪膳食，避免脂肪阻碍肾脏排泄尿酸。

松仁玉米

热量／人
135 千卡

材料　嫩玉米粒180克，黄瓜60克，去皮松仁30克。

调料　盐2克。

做法

1 玉米粒洗净，焯水，捞出；松仁煎香，捞出；黄瓜洗净，切丁。

2 油锅烧热，放玉米粒、黄瓜丁炒熟，加盐略炒，加松仁炒匀即可。

营养小贴士
松仁富含亚油酸、亚麻酸，玉米富含膳食纤维，二者搭配可促进胆固醇排出，降低血液黏度。玉米用沸水焯烫后烹制，可减少炒菜用油，有利于合并高血压的痛风患者食用。

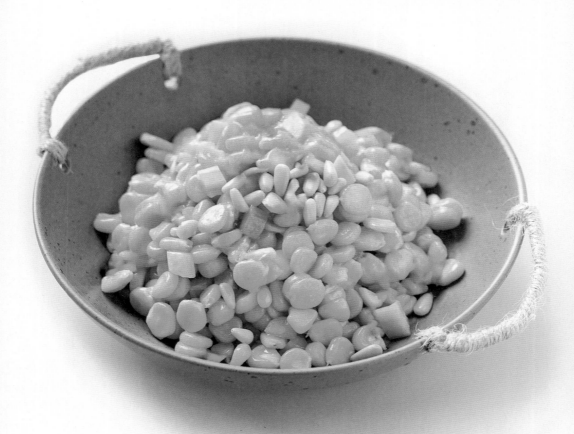

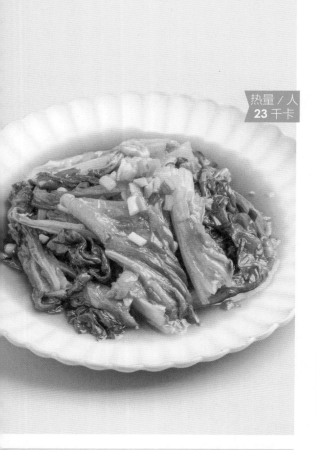

热量／人 23 千卡

蒜蓉生菜　午

材料 生菜300克，大蒜20克。

调料 葱末、姜末、生抽各3克。

做法

1. 大蒜洗净，去皮，切末；生菜洗净，撕成大片，焯熟，控水，盛盘。
2. 锅内倒油烧热，爆香葱末、蒜末、姜末，放生抽和少许水烧开，浇盘中即可。

营养小贴士
生菜要先洗后撕，用水轻轻冲洗就好，以免维生素大量流失。

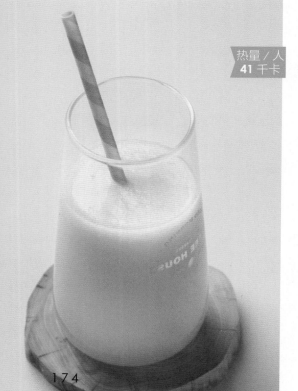

热量／人 41 千卡

洋葱芹菜菠萝汁　晚

材料 芹菜、菠萝各150克，洋葱90克。

调料 蜂蜜或白糖少许。

做法

1. 菠萝、洋葱分别洗净、去皮、切丁；芹菜洗净切段。
2. 将备好的材料放入榨汁机中榨汁。
3. 加入少量蜂蜜或白糖，搅拌均匀即可。

营养小贴士
芹菜膳食纤维含量丰富，有避免便秘的效果，适合伴有高血压、血脂异常的痛风患者饮用。

合并糖尿病

三餐缓解合并糖尿病的饮食原则

1 主食根据自己的身体状况,合理选择粗细粮的搭配,多选择全谷类食物。

2 尽量"三低饮食"——低嘌呤、低脂肪、低热量。

3 确定每天的进食量,少食多餐,可分成 5 ~ 6 餐吃。

4 避免进食各种含糖食物,如甜食、饮料等。

5 饭菜要清淡,尽量选择植物油。

6 多吃蔬菜,以可生食的蔬菜来代替一部分水果,补充身体所需的营养素,帮助控制血糖,缓解痛风症状。

7 主食多选粗粮和全谷类,注意控制摄入量,不要过多;副食可适当选择些瘦肉、豆制品等;晚上睡觉之前可喝一杯纯牛奶,250 克左右。

食物可以选择全麦面包、燕麦片、二米饭、蒸山药／芋头;低脂或脱脂牛奶;煮蛋;绿叶蔬菜;低糖水果。

适当增加优质蛋白质的摄入比例,如低脂奶、蛋清、豆腐等,以避免摄入太多碳水化合物。

脂肪的摄入量每天不超过 50 克,胆固醇少于 300 毫克。

三餐饮食处方

每天食用油摄入最好不要超过 30 克。

食盐以每天不超过 5 克为宜。

碳水化合物摄入量应占每天总热量的 50% ~ 65%。

每天水果摄入不超过 200 克,建议用生吃的蔬菜替代一部分水果,如番茄、黄瓜、生菜等。

每天饮水至少 2000 毫升。

每天嘌呤的摄入量要严格限制在 150 毫克以下。

基围虾炒西蓝花

235 千卡热量 **54** 毫克嘌呤

基围虾、藜麦各 30 克
鸡蛋 60 克
西蓝花 20 克
柿子椒 40 克

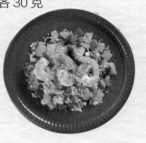

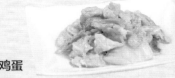

白菜炒鸡蛋

113 千卡热量 **22** 毫克嘌呤

鸡蛋 60 克
白菜 150 克

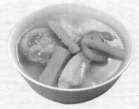

苦瓜番茄玉米汤

75 千卡热量 **21** 毫克嘌呤

苦瓜、番茄、玉米各 50 克

低嘌呤、低血糖生成指数食物搭配

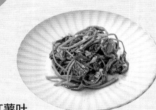

凉拌红薯叶

27 千卡热量 **12** 毫克嘌呤

红薯叶 100 克

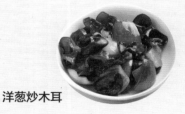

洋葱炒木耳

54 千卡热量 **35** 毫克嘌呤

水发木耳、洋葱各 50 克

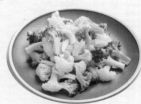

清炒双花

27 千卡热量 **49** 毫克嘌呤

西蓝花、菜花各 50 克

痛风合并糖尿病一日三餐食物推荐

推荐食物

蔬菜类 圆白菜、黄瓜、生菜、番茄、菠菜等

水果类 苹果、杨梅、樱桃、草莓、香瓜、柚子等

谷薯豆类 玉米、藜麦、荞麦、红豆等

蛋奶类 鸡蛋、牛奶、酸奶等

菌藻类 木耳、香菇等

肉 类 猪瘦肉、猪血、牛肉、羊肉等

水产类 海参、海蜇等

饮料类 绿茶、红茶等

不推荐食物

水果类 柿子、香蕉、红枣、荔枝、桂圆等

谷薯豆类 精米精面

肉 类 加工畜肉制品，如香肠、午餐肉、火腿等

水产类 带壳海鲜；多脂鱼，如带鱼、凤尾鱼、沙丁鱼、鲅鱼等

饮料类 各种含糖饮料，如雪碧、可乐等

专家答疑
门诊没空说的问题

问 如何控制饥饿感，让血糖稳定？

答 日常膳食一定要丰富多样，不仅要增加全谷物的比例，还可以把米饭和杂豆、蔬菜、肉蛋合理搭配起来，这样做营养更丰富，还能增加饱腹感，让血糖稳定。

基围虾炒西蓝花

早

材料 基围虾、藜麦各90克，鸡蛋、西蓝花各60克，柿子椒120克。

调料 橄榄油、料酒、蚝油、胡椒粉各适量。

做法

1 基围虾洗净，去壳、去虾线，用料酒、胡椒粉腌渍10分钟；藜麦洗净，煮熟，捞出备用；柿子椒洗净，去蒂及子，切丁；西蓝花洗净，切小朵，焯烫捞出；鸡蛋打散备用。

2 不粘锅加少许橄榄油，放入鸡蛋液，翻炒均匀，改小火加入虾仁，翻炒均匀后放入西蓝花和柿子椒丁，倒入藜麦翻炒，放蚝油炒匀即可。

营养小贴士
西蓝花用开水焯过后不仅口感更好，且减少用油量，有利于控血糖。

热量／人
235 千卡

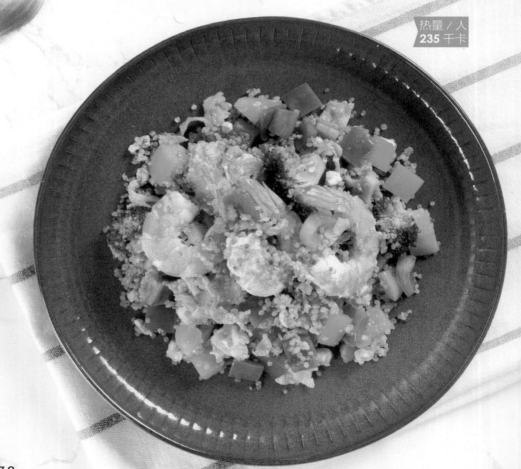

178

苦瓜番茄玉米汤　午

材料　苦瓜、番茄、玉米各150克。

调料　盐2克，香油少许。

做法

1 苦瓜洗净，去瓤，切段；番茄洗净，切大片；玉米洗净，切小段。

2 将玉米段、苦瓜段放入锅中，加适量水没过材料，大火煮沸后转小火炖10分钟，加入番茄片继续炖，待玉米段完全煮软后加盐、香油调味即可。

营养小贴士 🔍
苦瓜番茄玉米汤含有番茄红素、膳食纤维、玉米黄素等，能帮助抗氧化、改善糖耐量、强化胰岛素功能。

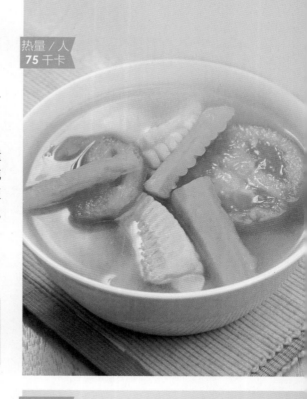

热量／人
75 千卡

凉拌红薯叶　晚

材料　红薯叶300克。

调料　生抽、蒜末各5克，醋4克，盐3克，香油2克。

做法

1 红薯叶择洗干净。

2 锅中水烧沸，将洗净的红薯叶放沸水中焯熟，捞出沥干水分，装入盘内。

3 加盐、生抽、香油、蒜末、醋拌匀即可。

营养小贴士 🔍
红薯茎尖中含有丰富的黏蛋白，其具有增强免疫功能、提高机体抗病能力、延缓衰老的功效。

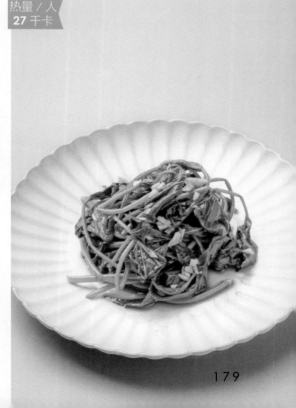

热量／人
27 千卡

合并血脂异常

三餐缓解合并血脂异常的饮食原则

1 饮食宜清淡，选择低嘌呤、低脂肪的食物。

2 胆固醇含量较高的食物应减少摄入量。

3 主食摄入不宜过量，多选择粗杂粮和全谷类制品。

4 严格限制甜食和各种含糖饮料及果汁。

5 适当增加优质蛋白质摄入比例。

6 多摄入新鲜蔬菜；摄入足够的水果但不宜过量。多选择含维生素 C、膳食纤维丰富的蔬果。

7 适当多食钾、钙、镁元素丰富的食物，如各种果蔬以及粗粮、豆类等。

8 补充充足的水分，保持体液平衡。饮水以白水为主，可以适量喝些咖啡、茶水等不含糖的饮料。

每天嘌呤的摄入量不要超过150毫克。

每天饱和脂肪酸的摄入量应低于总热量的10%，脂肪占总热量的20%～30%。

每天膳食纤维的摄入量在25～30克。

三餐饮食处方

每天水的饮用量以2000毫升为宜。

每天胆固醇含量不超过300毫克。

每天新鲜蔬果的摄入在500～600克。

每天可以吃3个鸡蛋（只吃1个蛋黄）、250克牛奶、250克主食、200克水果、500克蔬菜、100克鱼肉类。

什锦土豆泥

89 千卡热量 **30** 毫克嘌呤

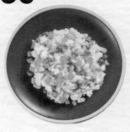

土豆 50 克
胡萝卜、玉米粒、
豌豆各 20 克

核桃蔬果拌鹌鹑蛋

169 千卡热量 **33** 毫克嘌呤

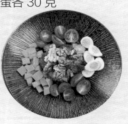

西蓝花、鹌鹑蛋各 30 克
圣女果 20 克
红薯 50 克
核桃仁 10 克

低嘌呤、低脂食物搭配

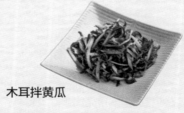

白菜心拌海蜇

47 千卡热量 **26** 毫克嘌呤

海蜇 50 克
白菜心 150 克

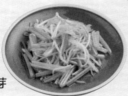

芹菜炒绿豆芽

26 千卡热量 **25** 毫克嘌呤

绿豆芽 100 克
芹菜 80 克

木耳拌黄瓜

22 千卡热量 **25** 毫克嘌呤

水发木耳、黄瓜各 50 克

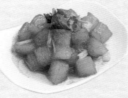

红烧冬瓜

10 千卡热量 **1** 毫克嘌呤

冬瓜 100 克

痛风合并血脂异常一日三餐食物推荐

推荐食物

蔬菜类 白萝卜、胡萝卜、黄瓜、番茄、大白菜、芹菜等

水果类 樱桃、苹果、梨、西瓜、草莓、柠檬、杏等

谷薯豆类 大米、面粉、山药、土豆等

蛋奶类 鸡蛋、脱脂牛奶等

菌藻类 木耳等

肉 类 动物血等

水产类 海参、海蜇等

不推荐食物

水果类 香蕉、海棠、沙果等

谷薯豆类 黑豆、黄豆等

肉 类 动物内脏、肉汁、肉汤等

水产类 青鱼、鲅鱼、小虾等

专家答疑
门诊没空说的问题

问 低脂饮食就是无肉饮食吗？

答 低脂饮食是指脂肪、胆固醇比例较少的饮食。很多人误认为只要不吃肉、少吃肉就是低脂饮食。其实，低脂饮食是不建议吃肥肉、肉皮、动物内脏、鱼子、虾子、蟹黄等，并不是要无肉饮食，鱼肉、瘦肉、去皮禽肉所含的脂肪量并不高，可以少量食用。

什锦土豆泥

早

材料 土豆150克，胡萝卜、玉米粒、豌豆各20克。

调料 蒜末少许，盐、黑胡椒粉各适量。

做法

1 胡萝卜洗净切丁；玉米粒、豌豆洗净；土豆去皮，切块，放入蒸锅蒸熟，用勺子碾成泥备用。

2 平底锅加热，倒油烧热，放入蒜末炒香，加入准备好的玉米粒、豌豆、胡萝卜丁翻炒3分钟，放入盐及黑胡椒粉，关火，加入土豆泥，用锅中余温将土豆泥炒拌均匀即可。

营养小贴士

土豆饱腹感强，并且富含抗性淀粉，可延缓餐后血糖升高、控制体重。抗性淀粉在生土豆中含量很高，做熟后大幅降低，放凉后又会有所升高，因此吃土豆放至微凉效果最好。

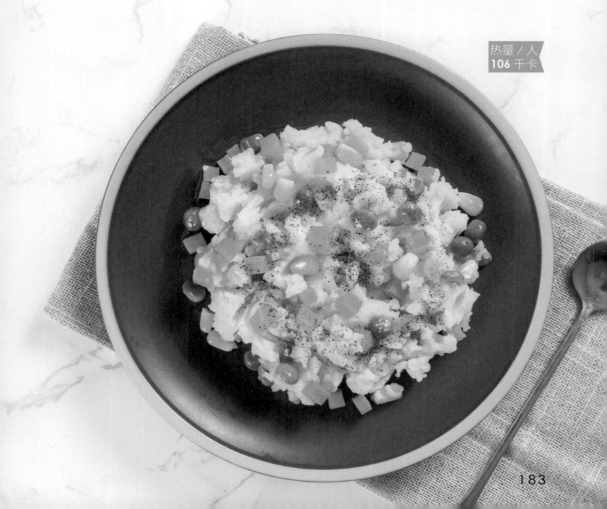

热量／人
106 千卡

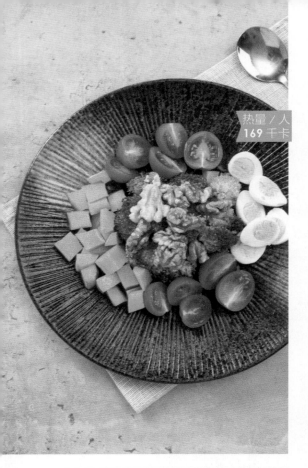

热量／人
169千卡

核桃蔬果拌鹌鹑蛋 午

材料 西蓝花、鹌鹑蛋各90克，圣女果60克，红薯150克，核桃仁30克。

调料 油醋汁适量。

做法

1 核桃仁放微波炉里烤1分钟；鹌鹑蛋煮熟，过凉后剥壳，切两半；西蓝花切开，浸泡10分钟后洗净，煮熟；红薯去皮，洗净，蒸熟，切丁；圣女果洗净，对半切开。

2 所有材料装盘，淋上油醋汁即可。

营养小贴士
西蓝花和西红柿等蔬菜可为痛风合并血脂异常患者提供维生素和膳食纤维。

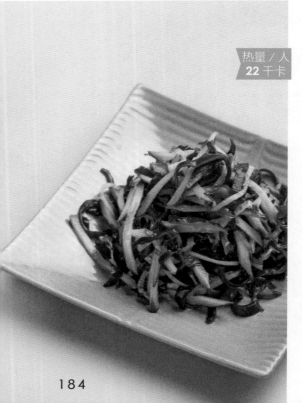

热量／人
22千卡

木耳拌黄瓜 晚

材料 水发木耳、黄瓜各150克。

调料 醋、橄榄油各适量，盐2克。

做法

1 水发木耳择洗净，放入沸水中焯透，捞出，沥干水分，放凉，切丝；黄瓜洗净，切丝。

2 取小碗，放入醋、盐、橄榄油搅拌均匀，制成调味汁。

3 取盘，放入黄瓜丝和木耳丝，淋入调味汁拌匀即可。

营养小贴士
木耳可促进肠道内多余废物的排出，黄瓜有利尿作用。两者搭配，可预防痛风患者并发血脂异常。

合并肾病

三餐缓解合并肾病的饮食原则

1. 摄入过多的嘌呤，会增加血液中的尿酸含量，从而为肾结石以及尿道结石埋下隐患，加重肾脏的问题。因此，在日常饮食中要避免嘌呤摄入过多。

2. 肾功能正常的患者，可以按照高尿酸血症和痛风的蛋白质建议来选择肉蛋奶等食物。如果肾功能不全则需要限制蛋白质摄入，应按照医生或临床营养师的指导来选择高蛋白食物。

3. 超重或肥胖的患者，务必控制体重。过量的体重不但会加重痛风的症状，也会给肾脏带来沉重的负担。

4. 痛风和肾脏结石患者应多饮水，普通患者可参照痛风建议的饮水量，每天饮水 2000 ~ 3000 毫升；肾功能异常水肿者应适当限制饮水量，可参考 24 小时尿量，量出为入。

5. 严格限制盐的摄入，无水肿者每天不超过 5 克盐；有水肿者应遵照医生建议来摄入食盐，并限制含钠高的食物。

在进食肉类、水产类时，应将其切块，用热水先焯一下，再选择吃肉质部分，其他部位（如内脏、鱼子等）不吃，鱼汤或肉汤也不喝，这对控制嘌呤的摄入很有意义。

三餐饮食处方

随身携带方便易拿的瓶装水，对经常外出的肾病患者而言，看似很普通，其实这有很好的补水和预防缺水的作用。

吃肉类食物时，搭配一些青菜、海藻等能够促进尿酸排出的食物，有助于降低血尿酸水平。

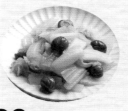

板栗烧白菜

96 千卡热量 **28** 毫克嘌呤

板栗 20 克
白菜 150 克

二米绿豆粥

209 千卡热量 **37** 毫克嘌呤

小米 20 克
大米 30 克
绿豆 10 克

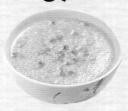

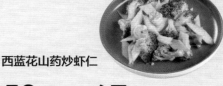

土豆鸡蛋饼

233 千卡热量 **15** 毫克嘌呤

土豆 50 克
鸡蛋 60 克
面粉 30 克

低嘌呤、补肾
食物搭配

西蓝花山药炒虾仁

59 千卡热量 **67** 毫克嘌呤

虾仁 30 克
西蓝花、山药各 50 克

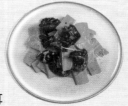

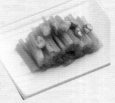

胡萝卜烩木耳

46 千卡热量 **36** 毫克嘌呤

胡萝卜 100 克
水发木耳 50 克

腰果拌西芹

82 千卡热量 **16** 毫克嘌呤

腰果 10 克
西芹 150 克

痛风合并肾病一日三餐食物推荐

推荐食物

蔬菜类 白萝卜、胡萝卜、黄瓜、番茄、大白菜、芹菜等

水果类 樱桃、苹果、梨、西瓜、草莓、柠檬、杏等

谷薯豆类 大米、面粉、山药、土豆等

蛋奶类 鸡蛋、脱脂牛奶等

菌藻类 木耳等

肉 类 动物血等

水产类 海参、海蜇等

不推荐食物

肉 类 动物内脏、肉汁、肉汤等

水产类 甲壳类水产品、多脂鱼类

专家答疑
门诊没空说的问题

问 **蛋白质吃多了会变胖、伤肾吗?**

答 过多的蛋白质会作为燃料被消耗掉，这一过程首先是蛋白质分解为氨基酸，氨基酸在体内会作为燃料被进一步分解利用，其代谢产物无法被机体利用，还会毒害我们的身体。食用过量的蛋白质会增加肾脏的工作量，这对患有慢性肾病的人来说可不是件好事。在摄入量大于消耗量的情况下，吃多了蛋白质也一样会变胖。

土豆鸡蛋饼

早

热量／人
233 千卡

材料 土豆150克，鸡蛋60克，面粉90克。

做法

1 土豆洗净，去皮，切丝；鸡蛋打散备用。

2 土豆丝、鸡蛋液、葱花和适量面粉放在一起，加入盐、花椒粉，再加适量水搅拌均匀制成面糊。

3 锅置火上，倒油烧至六成热，放入面糊，小火慢煎。

4 待面糊凝固，翻面，煎至两面金黄即可。

营养小贴士 🍴
土豆搭配面粉和鸡蛋一起食用，可以消除疲劳。

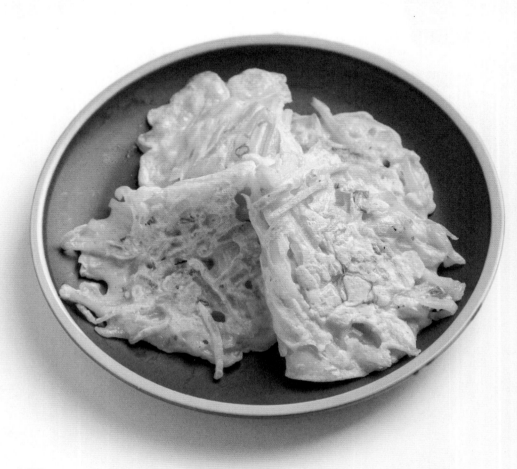

胡萝卜烩木耳 午

材料 胡萝卜300克，水发木耳150克。

调料 盐1克，葱末、姜丝各5克。

做法

1 胡萝卜洗净，切片；水发木耳洗净，撕小朵，焯水。

2 锅内倒油烧热，爆香葱花、姜丝，放入胡萝卜片翻炒2分钟，加入木耳翻炒至熟，加盐调味即可。

> **营养小贴士**
> 这道菜含膳食纤维、铁、胡萝卜素、维生素C等，能促进肠道蠕动，辅助补肾，预防缺铁性贫血。

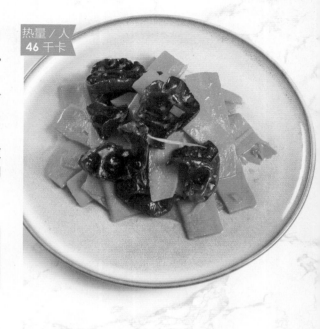

热量／人
46 千卡

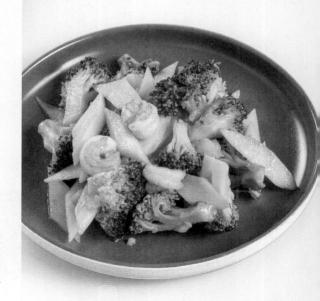

热量／人
59 千卡

西蓝花山药炒虾仁 晚

材料 虾仁90克，西蓝花、山药各150克。

调料 蒜末20克，蚝油5克。

做法

1 虾仁洗净，去虾线；西蓝花切小朵，洗净，焯水；山药洗净，去皮，切菱形片。

2 锅内倒油烧热，爆香蒜末，放入虾仁翻炒至变色，放入山药片翻炒2分钟，加入西蓝花、蚝油翻炒调味即可。

> **营养小贴士**
> 虾仁含有优质蛋白质，搭配西蓝花、山药，有补肾、补钙、开胃的作用。

常见食物嘌呤含量一览表

谷薯类及其制品嘌呤含量

食物	嘌呤含量（毫克/100克）
绿豆	196
黄豆	186
红豆	156
黑米	63
糯米	50
大米	44
糙米	35
荞麦	34
面粉	26
小米	20
薏米	15
土豆	13
玉米	12
红薯	12

蔬菜类食物嘌呤含量

食物	嘌呤含量（毫克/100克）
西蓝花	58
菜花	41
蘑菇	37
洋葱	31
南瓜	29
黄豆芽	29
韭菜	25
红薯叶	25
四季豆	23
空心菜	22
西葫芦	20
芥蓝	19
油菜	17
木耳（水发）	17

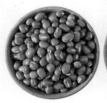
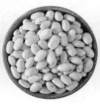
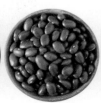
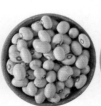
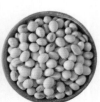

食物	嘌呤含量 （毫克/100克）
胡萝卜	17
番茄	17
生菜	16
茼蒿	15
山药	15
白菜	14
丝瓜	14
竹笋	13
茄子	13
莜麦菜	13
苦瓜	12
黄瓜	11
绿豆芽	11
荠菜	10
圆白菜	10
苋菜	9
白萝卜	9
菠菜	8
彩椒	6
柿子椒	6
芹菜	5
冬瓜	1

肉蛋奶类食物嘌呤含量

食物	嘌呤含量 （毫克/100克）
鸭肝	398
鸭肠	346
鸡肝	317
肥肠（熟）	296
猪肝	275
猪肚	252
猪肾（猪腰）	239
鸡胸肉	208
鸡腿肉	208
猪心	170
兔肉	148
猪瘦肉	138
鸭肉	138
猪耳（熟）	114
羊肉	109
牛肉	105
猪血	40
酸奶	8
鸭蛋	3
皮蛋	1
牛奶	1
鸡蛋	1

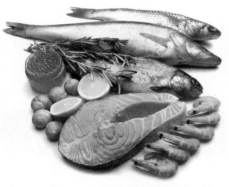

水果类食物嘌呤含量

食物	嘌呤含量 （毫克/100克）
桃	14
红枣	13
猕猴桃	12
樱桃	11
菠萝	11
葡萄	8
香蕉	7
西瓜	6
香梨	5
木瓜	4
橘子	4
橙子	4
柠檬	3
苹果	1

水产品类食物嘌呤含量

食物	嘌呤含量 （毫克/100克）
牡蛎	242
海鲈鱼	227
乌贼（鲜）	198
鲫鱼	190
三文鱼	168
黄花鱼	165
草鱼	162
螃蟹	147
鳝鱼	127
罗非鱼	126
鲤鱼	122
草虾	102
海带	97
鳕鱼	71
多宝鱼	70
银鱼	23
水发海参	18
海蜇丝	9

注：上述食材嘌呤数据出自《中国食物成分表标准版（第6版）》第二册。

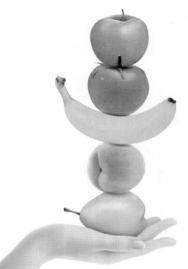